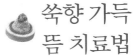

쑥향 가득
뜸 치료법

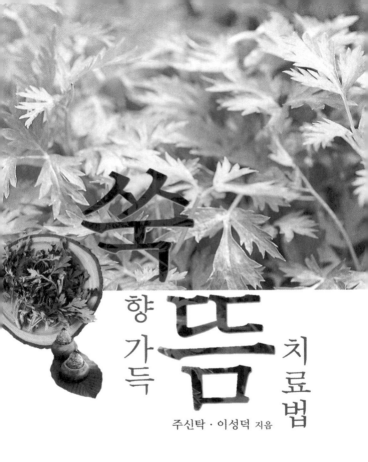

향 가득 쑥뜸치료법

주신탁 · 이성덕 지음

세창미디어

포켓브러리 009

쑥향 가득 뜸 치료법

초판 1쇄 인쇄 2010년 10월 5일
초판 1쇄 발행 2010년 10월 15일

지은이 주신탁 · 이성덕 | **펴낸이** 이방원

편집 김명희 · 손소현 · 안효희 · 채지민 | **마케팅** 최성수

펴낸곳 세창미디어 | **출판신고** 1998년 1월 12일 제300-1998-3호
주소 120-050 서울시 서대문구 냉천동 182 냉천빌딩 4층
전화 723-8660 | **팩스** 720-4579
이메일 sc1992@empal.com
홈페이지 http://www.scpc.co.kr

ISBN 978-89-5586-116-7 04510
ISBN 978-89-5586-096-2(세트)

ⓒ주신탁 · 이성덕, 2010

값 5,000원

쑥향 가득 뜸 치료법 / 주신탁, 이성덕 지음. — 서울 : 세창미디어, 2010
    p. ;   cm — (포켓브러리 ; 009)

검색을 위한 부분표제 : 쑥뜸 치료법

ISBN 978-89-5586-116-7 04510 : ₩5000
ISBN 978-89-5586-096-2(세트)

뜸[灸]
뜸쑥

519.9-KDC5
615.892-DDC21   CIP2010003550

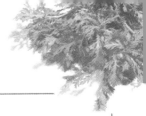

생生

로老

병病

사死…

인간은 누구나 태어나서 늙어가면서 병들고 죽습니다. 이것이 일반적인 인생의 역정입니다. 고금을 막론하고 행복하고 건강하게 오래 사는 것이 모든 이들의 바람일 것입니다. 더욱이 의자醫者는 이에 대해 많은 고민을 하며 치료에 임하고 있습니다.

8백 년을 살았다는 팽조彭祖라는 사람의 정력증강과 장수의 비결은 배꼽에 뜸을 뜨는 것이었다고 합니다.

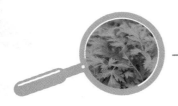

동의보감에도 뜸을 뜨면 장수한다고 나와 있습니다.

오랜 세월 동안 건강과 장수에는 쑥뜸이라는 좋은 치료법이 있었습니다. 하지만 가정에서 간단하게 책을 통해 접근하거나 상업적인 사설학원의 강좌를 통해 뜸의 몇 가지 기술이나 치료결과에만 관심을 갖는 태도는 대나무 통으로 하늘을 보고, 틈 사이로 안을 들여다보는 것처럼 전체를 보지 못하는 행위입니다.

이 책은 누구나 쉽게 읽을 수 있는 책이지만, 아무나 뜸 시술을 할 수 있도록 쓴 간편한 지침서가 절대 아닙니다. 쑥뜸치료가 얼마나 큰 효과가 있는지, 어떤 경우에 한의원에서 시술하게 되는지, 혹은 크고 작은 질병에 시달리는 분이나 더욱더 건강해지려는 분들에게 좋은 뜸 치료가 있다는 것을 알리고자 이 책을 쓰게 되었습니다.

쑥은 … 생명입니다.

- 주신탁 · 이성덕 -

Chapter

01

쑥으로 건강 가득~

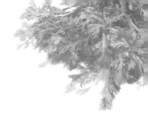

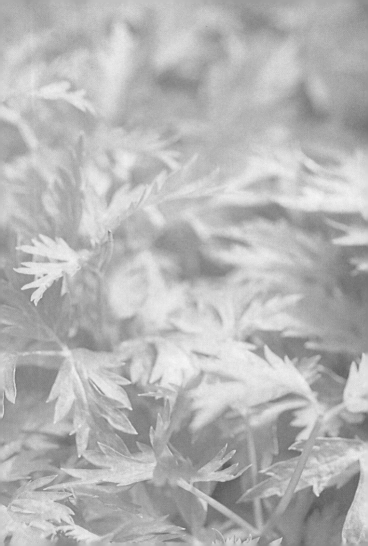

Chapter
01

쑥으로
건강 가득~

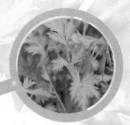

알려 주세요. 쑥!

생명력이 강한 쑥

　　　　　　조금 솟아 나왔는데도 '쑤~욱!
나왔네'라고 하는 것이 무엇일까요?

봄을 알리며 솟아나는 새싹과 나물 중에 우선으로
꼽히는 것이 바로 쑥입니다. 여기 저기 누가 씨를 뿌
리지도 않았는데도 쑥쑥 잘 자라는 생명력이 강한 식
물이 바로 쑥입니다. 일본 히로시마에 원자폭탄이 떨
어져서 모든 식물이 고사했을 때 유일하게 죽지 않고
살아남은 식물이 쑥입니다. 흔히들 키가 잘 자라는 모
양을 쑥쑥 큰다고 하기도 하고 여기저기 아무렇게나

잘 자라는 쑥을 비유해서 헝클어지고 폐허가 된 곳을 쑥대밭이라고 표현하는 것입니다.

쑥은
어떤 식물인가?　　쑥은 국화과에 속하는 다년생 초본 식물입니다. 쑥의 정식 학명은(Artemisia princeps var. orientalis 'Pampan' Hara)입니다. 쑥을 한자로 애엽艾葉이라고 부르며 쑥(Artemisia princeps Pampan), 약쑥(Artemisia asiatica Nakai), 산쑥(Artemisia montana Pampan), 황해쑥(Artemisia argyi Lev. et. Vnt)의 잎을 쑥으로 주로 사용합니다. 쑥의 높이는 약 60~120센티미터에 달하며 원줄기에 종선이 있고 전체가 거미줄 같은 털로 덮여 있고 근경이 옆으로 뻗으면서 군데군데에서 싹이 나와 군생합니다. 뿌리에서 올라온 잎은 나중에 쓰러지며 줄기에서 올라온 잎은 가탁엽이 있고 잎 뒷면에 백색 털이 밀생합니다. 가장자리는 밋밋하거나 결각상이며 위로 올라갈수록 잎이 작아지는데 꽃은 7~10월에 피며 화경이 거의 없고 잎 사이에서 꽃대가 올라와 분홍빛 두상화가 피며 열매는 수과입니다.

TIP

가탁엽(假托葉) : 잎의 잎자루(잎꼭지) 밑에 좌우로 붙어난 한 쌍의 작은 잎을 가리키는 말. 진짜 탁엽이 아닌데 마치 탁엽처럼 보이는 형태를 취하고 있는 잎을 가리키는 말로서 잎자루에 붙어 난 것이 아니라 잎의 아랫부분이 변형되어 탁엽의 모습처럼 보이게 되어 있는 것을 뜻함.

결각상(缺刻狀) : 잎 가장자리가 대개는 작은 톱니 모양, 혹은 둔한 작은 톱니 모양을 하고 있거나, 작은 물결 모양을 하고 있는 것에 비해 톱니 이상의 크기와 깊이로 깊게 파여 들어온 잎 가장자리의 모습을 일컫는 말로서 쑥이나 인진, 국화, 민들레, 씀바귀 등의 잎에서 흔히 볼 수 있는 형태를 가리킨다.

예로부터 약으로
써왔던 쑥   쑥은 한자로 애艾, 애엽艾葉, 봉蓬,

번繁, 호蒿, 래萊 또는 애초艾草, 백호白蒿, 봉애蓬艾, 봉호

蓬蒿 등으로 사용하고 약재로 많이 사용하여 의초醫草라고 불리기도 합니다. 우리 겨레는 역사의 시초부터 쑥을 음식과 약으로 널리 사용해 왔습니다. 다시 말해 쑥을 의초醫草라고 부르는 것은 쑥이 약초로 귀중하게 사용되어 왔음을 증명해 주는 단어입니다. 쑥의 또 다른 이름은 가애家艾, 구초灸草, 기애蘄艾, 낭미호자狼尾蒿子, 빙태氷台, 아급애阿及艾, 야연두野蓮頭, 애봉艾蓬, 애호艾蒿, 첨애甛艾, 초봉草蓬, 향애香艾, 황초黃草가 있습니다.

약재로 사용

　　　　　　　– 뜸쑥을 만들어 뜸을 뜬다.

　– 애엽艾葉을 약재로 달여 먹는다.

　– 생엽生葉을 찧어서 외용약으로 화상火傷부위를 싸맨다.

　– 애엽艾葉을 태워 그 연기를 아픈 부위나 상처에 쐰다.

– 인진쑥茵蔯蒿을 약으로 달여 먹는다.

음식으로 사용

– 쑥 국을 끓여 먹는다.

– 쑥 떡을 만든다.

– 술을 담근다.

일상생활에 응용

– 옷 속에 솜과 함께 넣어 입는다.

– 지붕에 덮기도 하고 울타리를 만들기도 한다.

– 쑥대를 묶어 문에 매달아 악귀를 내쫓는다.

– 잎 안쪽에 난 잔털을 긁어모아 인주印朱를 만든다.

– 잎을 으깨거나 잔털을 긁어모아 물감으로 사용한다.

– 홰炬를 만들어 모깃불을 피운다.

– 향주香炷를 피워 살균, 탈취, 소독한다.

일반적인
쑥의 분류 　　　흔히 몸이 찬 사람에게는 쑥이 좋
다고 하여 수시로 복용하거나 좌욕을 하는데 각각 자
신의 체질에 맞게 가려서 사용하는 것이 좋습니다.

1. 인진쑥(인진호,茵陳蒿) – 사철쑥, 비쑥

성질이 약간 차고 독毒이 없고 맛이 써서 간장肝臟의
습열濕熱을 내려 황달을 치료합니다. 열이 있는 사람
에게 사용하는 것이므로 몸이 찬 사람에게는 좋지 않
습니다.

2. 청호(青蒿) – 개똥쑥, 개사철쑥

성질이 차고 독은 없고 맛은 쓰고 매워서 혈열血熱
을 내리고 더위를 풀어줍니다.

인진과 마찬가지로 열이 있는 사람에게 사용하므로
몸이 차며 설사가 잦고 땀을 많이 흘려서 양기가 떨어
져 있는 사람에게는 좋지 않습니다.

3. 애엽(艾葉) – 황해쑥 및 일반쑥

성질이 따뜻하고 약간 독이 있으며 맛은 맵고 써서 몸을 따뜻하게 덥혀주며 진통작용을 하며 경락을 따뜻하게 해줍니다. 하복부가 차고 자궁이 냉한 여성분에게 좋습니다. 일반적으로 우리가 쉽게 접하고 말하는 쑥을 이야기할 때는 애엽을 말합니다. 인진쑥은 일반적으로 말하는 쑥인 애엽과 전혀 다른 성질의 약재입니다. 정확한 체질과 병증에 맞는 쑥을 선택해야 부작용 없이 좋은 효과를 거둘 수 있습니다.

단군신화에서의
쑥   단군신화에 누구나 다 아는 쑥에 대한 내용이 나옵니다. "환웅桓雄은 하늘로부터 천부인天符印 3개와 무리 3천을 이끌고 태백산 꼭대기에 있는 신단수神壇樹아래 내려와 신시神市를 열었다. 이때 곰 한 마리와 호랑이 한 마리가 환웅에게 와서 사람이 되게 해 달라고 빌었다. 환웅은 신령한 쑥 한 뭉치와 마늘 스무 개를 주면서 '굴속에서 이것을 먹으며 백일동안 햇빛을 보지 않으면 사람이 될 것'이라고 말하였다.

'時神遺靈艾一炷 蒜二十枚日'(시신유령애일주 산이십매일)…

호랑이는 중간에 포기했으나 곰은 삼칠일(21일)을 지켜 여자가 되었고, 환웅은 이 여인과 결혼하여 아들을 낳았는데 그가 곧 단군왕검王儉이다."

[〈단군고기〉〈삼국유사〉]
위의 〈삼국유사〉와 〈단군고기〉의 기록에는 환웅이 마늘 스무 개와 쑥 한 뭉치를 곰과 호랑이에게 주어 사람이 되게 하였다는데, 그 당시 쑥을 어떤 용도로 이용했는지는 자세히 알 수는 없으나 다만 쑥 1심지一炷라고 기록한 것을 보면 환웅이 이미 쑥을 뜸 재료로 이용하지 않았나 추측할 수 있습니다.

한국에서 자생하는 으뜸 쑥

쑥을 중국에서는 애艾자로 많이 사용하지만, 우리 나라에서는 봉蓬과 래萊자를 합쳐서 봉래蓬萊라고 주로 사용해 왔습니다. 쑥은 세계의 여러 나라에서 자생하는데 나라와 지역마다 그 종류와 성질이 각기 다릅니다. 유럽이나 러시아에 자라는 쑥은 독성이 강하여 쓸 수가 없고 프랑스, 독일 등지에 자라는 쑥은 간질발작이나 환각작용을 일으킬 수 있습니다. 중국이나 일본 등지에 자라는 쑥도 우리나라의 쑥과는 조금 다릅니다.

이렇게 대부분 다른 나라에 자라는 쑥들은 모두 독성이 있어서 음식으로도 쓸 수 없고 약으로도 쓰지 않지만 우리나라에서 자라는 쑥은 독성이 없거나 약하고 탁월한 약성을 지니고 있습니다. 중국에는 오래 전부터 '삼신산三神山에 자라는 봉래蓬萊가 바로 진시황이 찾던 불로초不老草'라는 말이 전해 내려오곤 합니다. 봉래는 우리나라에서 자라는 쑥을 가리키고 삼신산은 우리나라의 백두산, 지리산, 한라산을 가리키는 것입니다.

봉래(蓬萊)의 유래

　　　　　　중국 고대 진시황제가 늙지 않고 죽지 않는 신선이 되는 명약을 찾아 남녀 오백 명을 서불에게 딸려 보낸 곳이 봉래산입니다. 그러나 그 후 서불과 일행이 그 명약을 찾아 다시 돌아왔다는 소식은 없습니다. 아마도 봉래산에서 그들은 불로불사의 명약을 찾아 그곳에서 행복하게 살았을 것이기 때문이라고 합니다.

한편 《사기史記》의 〈봉선서封禪書〉에 따르면 봉래산은 영주산瀛州山·방장산方丈山과 더불어 발해에 있었다고 전하며 세 산을 함께 삼신산으로 부르는데 그곳에 신선이 살며 불사不死의 영약靈藥이 거기에 있다고 하였습니다. 또한 그곳에서 사는 새와 짐승은 모두 빛깔이 희고 금·은으로 지은 궁전이 있어 멀리서 바라보면 구름같이 보이며 가까이 다가가 보면 물밑에 있는 것을 알게 되는데 배는 바람에 이끌려 도저히 그곳에 다다를 수가 없다고도 하였습니다. 사기의 기록과는 별도로 우리나라를 가리키는 옛 지명 중 하나가 바로 봉래蓬萊입니다. 한편 봉래는 금강金剛, 풍악楓嶽, 개골皆骨과 더불어 금강산의 다른 이름 중의 하나인데 그중에서도 개골산과 함께 가장 오래된 이름이기도 합니다.

봉래蓬萊의 한자에서 초두艸를 빼면 맞이할 봉逢에 올 래來가 되어 그 의미는 '맞이하여 온다'라는 뜻으로 세상의 동쪽, 바다의 동쪽[海東]에서부터 세상의 첫 기운, 봄의 기운, 아침의 기운을 맞아온다는 것을 의미합니다.

이처럼 쑥을 봉래라고 부를 때는 '새 봄의 기운과 새 아침의 씩씩한 기운을 머금은 풀'이라고 하는 의미를 지니게 되는 것이고 또한 우리 터전의 이름으로 우리 민족과 가장 가까운 약초의 이름으로 오랜 세월 함께 해왔던 것입니다.

잡귀를 물리치는
쑥
　　　　　봉래蓬萊 신선장神仙杖이니 봉래蓬萊 벽사장劈邪杖이라는 옛말도 있는데 이는 쑥이 사람을 무병장수하게 하고 모든 나쁜 것들을 물리칠 수 있다는 것을 강조하는 말입니다. 우리 조상들은 음력 5월 단옷날이 되면 궁중에서는 쑥으로 호랑이를 만들었는데 이는 쑥의 신령스러운 힘으로 잡귀를 물리치려는 뜻으로 행한 풍습이었고, 백성은 이사 가기 전짐을 들여 넣기 전에 말린 쑥을 집의 네 귀퉁이에 태워 집 귀신을 물리치는 오랜 전통을 가지고 있었습니다. 삼월삼짇날에 수명을 연장하고 사기邪氣를 좇아내기 위해 쑥떡을 해먹던 풍습도 있었습니다.

 쑥에 얽힌 전설

옛날, 중국의 후한시대 어느 마을에 얼굴색이 마치 생강처럼 노랗고 눈이 쑥 들어가고 장작개비처럼 마른 환자가 있었다.

그는 지팡이를 잡고 간신히 걸어서 이름 난 의원인 화타를 찾아갔다.

"화타 선생님, 제발 저를 고쳐 주십시오." 화타가 보니 그 환자는 황달이 몹시 심한데다가 폐까지 상하여 곧 죽을 것 같았다.

"아직 나는 황달을 고칠 수 있는 사람을 보지 못했습니다. 저도 방법이 없습니다."

화타가 누구인가.

그는 중국 역사상 편작과 병칭되는 명의이다. 후한 사람으로 자는 원화이다. 서토에 유학하고 모든 경서에 통달하였다. 나라에서 소명이 내려도 모두 취임하지 않았다. 양생술에 훤히 통하여 나이 백세가 거의 다 돼 가는 데도 아직도 장년의 모습이었다고 한다. 특히 방약·침구에 정통하였다.

관운장이 왼 팔에 독화살을 맞아 뼈와 살이 썩어들어갈 때, 화타가 찾아가서 퉁퉁 부은 팔의 살을 쪼개고 뼈에 묻은 독을 긁어내서 완치가 되도록 하였으며, 이때 관운장은 오른손으로 바둑을 두면서 평소와 같이 담소자약하여 사람들을 놀라게 하였다는 이야기는 삼국지를 읽어본 사람이면 다 아는 이야기다.

이 일 때문에 당시 화타는 더 유명해졌다. 이때, 잘난 사람을 보면 미치고 환장하는 조조가 이 이야기를 듣고는 잡아다가 항상 그의 옆에 두어 그의 지병인 두통을 고치도록 하였다. 말하자면 주치의를 삼은 것이다.

화타는 원래 많은 공부를 한 선비로서, 비록 의술로

유명해지기는 하였지만, 일개 의원으로만 지목되는 것을 싫어하였기 때문에, 아내가 병이 났으니 집에 잠깐 다녀오겠다고 조조를 속이고 곁을 떠나서는 돌아가지 않았다.

그랬으니 조조가 크게 화가 날 수밖에.

조조는 전국에 화타 체포령을 내렸고, 결국에는 잡혀서 옥중에서 죽었다.

화타가 죽게 되었을 때, 품속에서 한 권의 의서를 꺼내어 옥리에게 주려고 하였으나, 그 옥리는 벌 받을까 두려워하여 받지 않았고, 그래서 불을 달라고 하여 태워버렸다고 한다. 결국 화타의 신방은 세상에 전하지 못하게 되었다는 것이다.

이 이야기는 중국의 정사인 ≪후한서≫ 제112권과 야사인 ≪삼국지≫ 제29권에 모두 실려 있는 이야기이다.

이야기를 앞으로 돌린다.

이러한 화타에게 치료할 방법이 없다는 말을 듣고, 그 환자는 아주 실망하여 집으로 돌아가 죽는 날 만을 기다렸다. 그러나 그는 죽지 않았다.

6개월쯤 뒤에 화타는 길을 가다가 황달에 걸렸던 사람과 마주쳤다. 그런데 그 사람은 죽기는커녕 얼굴빛이 더욱 좋아졌고 병도 다 나은 것 같았다. 화타가 놀라서 물었다.

"어떻게 해서 이렇게 건강해졌습니까? 어느 의원의 약을 먹었습니까? 좀 가르쳐 주십시오. 나도 그분을 찾아가 의술을 배워야겠습니다."

"저는 의원을 찾아간 적도 없고 아무 약도 먹지 않았습니다."

"그것 참 이상한 일이군요. 잘 생각해 보십시오. 틀림없이 무언가 먹은 것이 있을 겁니다."

그때서야 그 사람은 생각난 듯이 대답했다.

"한 때 먹을 것이 떨어져서 한참 동안 들에 있는 풀을 뜯어 먹고 살았습니다."

"그럼 그 풀이 틀림없이 약초였을 겁니다. 그 풀이 어떤 풀입니까?"

"나도 모르는 풀입니다. 배가 고파서 한 달이 넘도

록 그 풀을 먹었지요."

"그러면 그 풀이 무엇인지 저에게 가르쳐 주십시오."

"그거야 어렵지 않지요."

두 사람은 산기슭으로 갔다.

"바로 이것입니다."

"이것은 제비쑥이 아닙니까? 이것을 먹고 황달이 나았다는 말이지요? 제가 한번 시험을 해 보겠습니다."

화타는 황달에 걸린 환자에게 제비쑥을 먹게 하였다. 그러나 며칠을 먹여도 환자는 조금도 차도가 없었다. 화타는 그 사람을 다시 찾아갔다.

"혹시 당신이 먹었다는 풀을 잘못 가르쳐 준 것이 아닙니까?"

"아닙니다. 저는 틀림없이 제비쑥을 먹었습니다."

화타는 잠시 생각한 뒤에 다시 물었다.

"그럼 언제 그 풀을 먹었습니까?"

"양식이 다 떨어진 3월이었습니다."

화타는 무릎을 쳤다.

"그렇지, 3월이면 양기가 위로 올라가 만물이 생기

가 넘치지, 그렇다면 3월의 제비쑥이 약이 된 거야."

이듬해 봄, 화타는 제비쑥을 캐어 황달 환자에게 주었다. 과연 황달 환자는 그것을 먹고 금세 나았다. 봄철이 지난 제비쑥은 별 효과가 없었던 것이다.

화타는 몇 년 동안 연구를 계속하여 마침내 부드러운 줄기와 잎이 가장 약효가 뛰어나다는 것을 알아냈다.

화타는 사람들이 구별하기 쉽도록 약효가 있는 시기의 쑥을 인진쑥이라 부르게 하고 후세 사람들을 위해 다음과 같은 시를 지어 남겼다.

삼월 인진쑥, 사월 제비쑥
후세 사람들아 반드시 기억해다오
삼월 인진쑥은 병을 고치지만
사월 제비쑥은 불쏘시개일 뿐이라네

[소정룡 저, ≪쑥, 생명을 지키는 의초≫에서 인용]

한의학에서의 쑥

한의학에서는 쑥을 애엽艾葉이라고 합니다. 이 애艾 란 중국 고음 예乂와 서로 같이 쓰는데 '다스린다', '자른다'는 의미가 있습니다. 즉 사람에게 병이 생겼 을 때 애엽으로 '다스린다', '병의 원인을 자른다'는 뜻을 갖고 있는 것입니다. 애엽이 문헌상 최초로 기록 된 것은 전국시대(B.C. 403~221년)에 저술된 시경詩經 이란 책입니다. 본초학서는 송대(A.D. 452~536)《명의 별록名醫別錄》에 인간의 병을 치료하는 약이라 하여 의 초醫草라고 기록되어 있습니다.

동의보감에 나온
쑥   艾葉(애엽,약쑥잎)

性溫(一云熱)味苦無毒主久百病主婦人崩漏安胎止
腹痛止赤白痢五藏痔瀉血療下部䘌生肌肉抗風寒令人
有子

　- 성질은 따뜻하고[溫](열熱하다고도 한다) 맛은 쓰며
[苦] 독이 없다. 오랜 여러 가지 병과 부인의 붕루崩漏
를 낫게 하여 안태安胎시키고 복통을 멎게 하며 적리赤
痢와 백리白痢를 낫게 한다.

　5장. 치루五藏痔瘻로 피를 쏟는 것[瀉血]과 하부의 익
창을 낫게 하며 살을 살아나게 하고 풍한을 헤치며 임
신하게 한다.

　一名氷臺一名醫草處處有之以覆道者爲佳三月三
日五月五日採葉暴乾經陳久者方可用其性生寒熟熱
《本草》

　- 일명 빙대氷臺 또는 의초醫草라고도 한다. 곳곳에

서 자라는데 길가에 있는 것이 좋다. 음력 3월 초와 5월 초에 잎을 뜯어 햇볕에 말리는데 오래 묵은 것이라야 약으로 쓸 수 있다. 그의 성질은 생것은 차고[寒] 익힌 것은 열熱하다[본초].

端午日日未出時不語採者佳搗篩去靑滓取白入硫黃少許作炷灸之《入門》

– 단옷날 해뜨기 전에 말을 하지 않고 뜯는 것이 좋다. 짓찧어 채로 쳐서 푸른 찌꺼기를 버리고 흰 것은 받아 유황을 조금 넣어서 뜸 봉을 만들어 뜸을 뜬다[입문].

得米粉少許可搗爲末入服食藥《本草》

– 쌀가루를 조금 넣어서 짓찧어 가루로 만들어 먹는 약에 넣어 먹는다[본초].

인진호(茵蔯蒿, 생당쑥, 더위지기)

性微寒(一云凉)味苦辛無毒(一云小毒)主熱結黃疸通

身發黃小便不利治天行時疾熱狂頭痛及瘴秔

- 성질은 약간 차고[微寒](서늘하다涼고도 한다) 맛은 쓰고 매우며[苦辛] 독이 없다(조금 독이 있을 수도 있다). 열이 몰려 황달이 생겨 온몸이 노랗게 되고 오줌이 잘 나가지 않는 것을 낫게 한다. 돌림병으로 열이 몹시 나면서 발광하는 것, 머리가 아픈 것과 장학瘴瘧[1]을 낫게 한다.

1_ 덥고 습한 지역에서 생기는 학질. 발작할 때 정신이 혼미해지고 헛소리를 하거나 말을 하지 못하는 질환.

處處有之似蓬蒿而葉緊細無花實秋後葉枯莖印經冬 不死更因舊苗而生故名茵蔯蒿五月七月採莖葉陰乾勿 令犯火《本草》

- 여러 곳에서 자란다. 다북떡쑥蓬蒿과 비슷한데 잎이 빳빳하고 가늘며 꽃과 열매가 없다. 가을이 지나면 잎이 마르고 줄기는 겨울이 지나도 죽지 않는다.

다시 묵은 줄기에서 싹이 돋기 때문에 이름을 인진 호라고 한다. 음력 5월과 7월에 줄기와 잎을 뜯어 그

늘에서 말리는데 불기운을 가까이하지 말아야 한다
[본초].

入足太陽經去根土細剉用《入門》

  – 족태양경足太陽經에 들어간다. 뿌리와 흙을 버리고
잘게 썰어서 쓴다[입문].

  : 우리가 일반적으로 말하는 쑥은 바로 애엽입니다.
이처럼 애엽과 인진쑥은 전혀 다른 약재입니다. 애엽
은 따뜻하고 인진쑥은 찬 성질을 가지고 있으며 치료
하는 질환도 전혀 다르다는 것을 명심하셔야 합니다.

쑥의 분류

계	문	강	아강	목	과	속
식물계	피자식물문	쌍자엽 식물강	합판아강	초롱꽃목	국화과	쑥속

좋은 쑥은 어떤 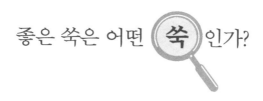 인가?

품질이 좋은 쑥을 구하는 것은 쉬운 일이 아닙니다. 먼저 바닷가에서 바닷바람을 맞으며 강하게 자란 것이 좋은 쑥입니다. 대궁이 가늘고 키가 30센티미터를 넘지 않으며 잎과 줄기에 흰 털이 나 있고 줄기가 희며 잎이 연한 누런빛을 띤 것이어야 합니다. 대궁이 하나씩 난 것이 아니라 한꺼번에 줄기가 여러 개씩 모여서 난 것이어야 하고 비료와 농약을 주지 않은 땅에서 자란 것이어야 하며, 향기가 독하지 않고 부드럽고 순한 것이어야 합니다. 쑥을 악취 나는 곳에 넣어두면

탈취 효과가 있습니다. 그만큼 쑥은 나쁜 냄새나 공기 중에 있는 이물질을 흡수하는 성질이 강합니다.

찾길 가에 자라는 쑥은 배기가스를 흡수하고, 농약을 치는 밭 주변에서 자란 쑥은 농약성분을 고스란히 흡수하면서 자랄 수밖에 없기 때문에 적어도 반경 1km 내 농약을 치는 경작지가 없는 땅에서 자란 것이라야 안전하다고 할 수 있습니다. 우리나라에서는 강화도와 자월도, 남양반도, 백령도에 자라는 싸주아리 쑥이 약효가 가장 좋은 것으로 알려져 있습니다. 비료나 농약을 주지 않고 야생으로 자란 싸주아리쑥은 백령도 말고 다른 지역에서는 구할 수가 없다고 할 정도로 몹시 희귀합니다. 쑥을 채취하는 시기도 중요한데 음력 5월 단오 무렵에 채취해야 합니다. 단오 이전의 쑥은 약성이 모자라고 단오가 지난 것은 독성이 있기 때문에 단오 무렵에 채취해서 비와 이슬을 피해 그늘에서 말리되 절대로 곰팡이가 피지 않게 말려야 합니다. 작은 다발로 엮어서 처마 밑에 성글게 잎 부분을 아래쪽으로 가게 하여 걸어서 말려야 합니다. 완벽히 바삭바삭하게 말리지 말고 수분이 약간 남아 있게 말려서 한지 같은 통풍이 잘되는 종이로 싸두고 무거운 것으로 눌러서 공기가 잘 통하는 곳에 두고 보관합니다. 적당한 수분이 약간 남아 있어야 쑥이 미생물로 인해 천천히 발효되기 때문입니다. '칠 년 묵은 병에 삼 년 묵은 쑥을 구한다'는 맹자의 기록대로 쑥은 3년 이상 묵은 것이라야 약으로 쓸 수 있습니다. 쑥은 오래 묵은 것일수록 효과가 좋고 독이 없습니다.

좋은 쑥의 종류

쑥의 종류는 30여 종이나 됩니다. 그리고 식용과 약용, 식약용 겸용종으로 나누어지는데 대부분의 쑥은 식용할 수 있습니다.

우리나라에 나는 쑥의 종류를 살펴보면 가는잎쑥, 개똥쑥(잔잎쑥), 개사철쑥(갯사철쑥), 구와쑥(은쑥), 그늘쑥, 금쑥, 넓은잎외잎쑥, 더위지기(부덕쑥), 덤불쑥,

맑은대쑥(개제비쑥), 명천쑥, 물쑥, 비단쑥, 비쑥, 뺑쑥, 사철쑥(애탕쑥), 산쑥, 산흰쑥(흰쑥), 섬쑥(섬제비쑥), 실제비쑥, 쑥(약쑥, 사자발쑥), 시나쑥, 싸주아리쑥, 외잎물쑥, 외잎쑥, 율무쑥, 인도쑥, 제비쑥, 참쑥1, 참쑥2(부엉다리쑥), 큰비쑥(바다가쑥), 큰제비쑥, 타래쑥, 털산쑥, 황해쑥(모기쑥), 흰더위지기, 흰쑥, 흰사철쑥, 흰산쑥 등이 여러 종류가 있습니다.

○ 제비쑥(자불쑥, 청호, 초호)

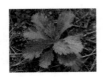
산지에서 자라는 다년초 식물로서 60~90cm까지 자라며 7, 8, 9월에 꽃이 피며 10월에 열매를 맺습니다. 전국에 분포되어 있고, 특히 뜸쑥으로 많이 쓰이며 식용으로는 쑥밥과 쑥떡을 해 먹는 품종입니다.

○ 개똥쑥(잔잎쑥, 초고, 향고)

들판에서 자라는 1년초 식물로서 독성이 없으며 식

용 및 약용으로 사용하고 냄새가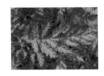
있으며 1년생 초본으로서 60cm까
지 자라고 8월에 꽃이 피고 10월에
열매를 맺습니다. 제주도 및 충남, 시베리아, 서부 아
시아, 동부 유럽에 분포하나 흔하지는 않습니다. 한의
학에서는 좋은 쑥으로 여겨집니다.

○ 개사철쑥(큰꽃사철쑥. 큰사철쑥)

냇가의 모래땅에서 자라는 2년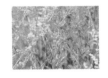
초 식물로 독성이 없으며 약용 및
식용으로 사용하며 1m까지 자라
고 7~9월에 꽃이 피며 10월에 열매를 맺습니다.

제주, 남부, 중부, 북부에 자라며 일본, 중국, 만주에
도 분포하는데 우리나라 거의 모든 지방에 분포되어
있습니다. 어린순은 식용하고 선병질腺病質과 허약체
질에 사용합니다.

○ 맑은대쑥(개제비쑥, 암려)

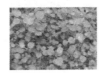
산지에서 자라는 다년생 초본식물로서 전국 각지에 야생합니다. 어린 순은 식용하고 뿌리는 통경通經과 음위陰痿에 사용합니다.

○ 참쑥(부엉다리쑥, 몽고쑥, 인도쑥, 산분쑥, 광대쑥)

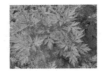
우리나라 북부 지방에서 자라는 다년생 초본식물로서 어린 순은 식용하고, 자란 쑥은 부인들의 산후약으로 사용합니다.

○ 황해쑥

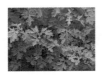
우리나라 중부지방 평야에서 자라는 다년초 식물로서 잎과 줄기 전체를 약용으로 사용합니다.

○ 산쑥

우리나라 중부지방 평야에서 자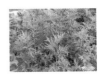
라는 다년초 초본식물로서 잎과
줄기 전체를 약용을 사용합니다.

○ 쑥

전국에 분포하고 있는 다년초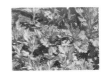
식물로 키는 60~90cm이며 7월에
꽃이 펴서 10월에 열매를 맺고 흔
히 우리가 말하는 쑥입니다. 식용뿐만 아니라 약재나
뜸쑥으로 널리 쓰입니다.

○ 타래쑥

전국에 분포한 다년생 초본식물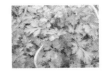
로서 어린 순은 식용하고 약재로
도 많이 사용합니다.

○ 덤불쑥

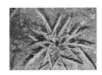

　　　　　산지의 풀밭이나 냇가의 건조한 곳에서 자라는 다년초입니다. 주로 강원도 금강산, 설악산을 비롯하여 함경남도 부전고원 등에 야생합니다.

○ 인진쑥(댕강쑥, 더위지기, 털산쑥, 사철쑥, 생당쑥, 인진)

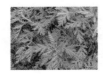

　　　　　국화과의 여러해살이풀로 높이는 30~100cm이며, 잎은 어긋나고 꽃이 피지 않는 가지 끝에서는 뭉쳐나며 초가을에 노란 꽃이 원추圓錐 꽃차례로 핍니다. 중부, 북부 고산지대에 자랍니다. 어린잎은 식용하고 약재로도 사용합니다. 한의학에서 한약재로 사용되며 간염, 간장해독, 담낭염, 담즙분비촉진, 이뇨, 이물배설촉진, 지방간, 항염증, 해열, 황달 등의 간장의 염증질환에 사용합니다.

○ 흰쑥

국화과의 여러해살이풀로 높이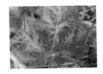
는 20~80cm이며 잎은 어긋나고
달걀모양 또는 긴 타원형인데 깃
모양으로 갈라지고 땅속줄기가 옆으로 뻗으며 털로
덮여 있고 흰색을 띱니다.

○ 뺑쑥(외호, 산호, 두호, 우미파호, 애호)

독성이 없으며 다년생 초본으로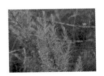
1.5m까지 자라며, 8~9월에 꽃이
피며 11월에 열매를 맺고 식용 및
약용, 사료용으로 쓰입니다.

○ 외잎쑥(구우초)

독성이 없으며 다년생 초본으로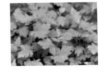
60~90cm까지 자라며, 7~8월에 꽃
이 피며 10월에 열매를 맺고 식용

및 약용으로 쓰입니다. 강원도, 평안남도, 함경남도 고산지대에 야생하며 일본에 분포합니다.

강화 약쑥이
좋은 이유   1. 깨끗한 토양

다른 지역과는 다르게 오염이 안 되고 약쑥 재배에 좋은 화강암계의 토성을 갖추고 있어 깨끗하게 잘 자랍니다.

2. 해양성 기후

주위가 바다로 둘러싸여 있어 염기가 섞인 해풍을 맞고 자라 여러 서적에 강화 약쑥을 가장 효능이 좋은 것으로 기록하고 있습니다.

3. 좋은 품종

강화도의 자생 약쑥 중 효능 높은 약쑥만을 별도로 채취하여 잡초나 잡쑥이 전혀 섞이지 않도록 정성 들여 가꾸어 품종이 우수합니다.

4. 최고의 품질

약쑥을 5월(단오절)에 수확하여 바닷바람이 통하는 그늘에서 3년 이상 숙성, 건조시키기 때문에 그윽한 쑥향이 다른 지역 약쑥과 차별화됩니다.

강화약쑥의 성분

유파틸린(항암성분) · 야세오시딘 (항위궤양성분) · 아밀라제 · 콜린 · 아르데모즈 · 유칼립톨(eucalyptol) · 정유성분(시네올, 트리사이클린, 테르핀네, 보르네올, 피넨 등 65종)

각종영양소(비타민 A, B, C, D, 단백질, 칼슘, 마그네슘, 철분, 칼륨, 인 등)

: 전초에는 카로틴이 잎에는 비타민 A, B, C 등이 뿌리에는 아르데모즈 등 잎과 뿌리, 줄기에 각기 다른

효능을 가진 약액 성분이 함유되어 있어 각종 질병예
방과 치료제로 널리 이용되고 있으며 식용이나 쑥뜸
등으로 애용되고 있습니다.

쑥 의 효능

쑥의 효능은 옛 문헌에도 잘 나타나 있습니다. 『동의보감』을 보면 "쑥은 오래 된 여러 가지 병과 부인의 붕루를 낫게 하여 안태를 시키며, 복통을 멎게 하고 적리와 백리를 낫게 하며, 오장치루로 피를 쏟는 것과 하부의 익창을 낫게 하며, 살을 살아나게 하고 풍한을 헤치며 임신하게 한다"고 기록되어 있습니다.

『본초강목』에는 "쑥은 속을 덥게 하여 냉을 쫓으며 습을 덜어주고 기혈을 다스리고 자궁을 따뜻하게 하며, 모든 출혈을 멎게 하고 배를 따뜻하게 하고 경락

을 고르게 하며 태아를 편하게 하고 복통, 냉리冷痢, 곽
란으로 사지가 틀어지는 것을 다스린다"고 기록되어
있습니다. 이 밖에도 쑥은 양기를 북돋아주며, 피부에
윤기와 활력을 주고, 피를 맑게 하여 혈색을 좋게 하
며, 간 기능을 좋게 하는 등의 여러 가지 효능이 있습
니다.

: 기혈과 경맥을 따뜻하게 해주기 때문에 자궁과 하
복부가 차서 일어나는 자궁출혈 및 임신 중 출혈, 토
혈, 코피, 각혈 등에 사용하면 지혈작용도 하게 되며,
하초가 허약하고 차며 복부에 냉감과 동통이 있는 증
상 및 생리불순, 생리통, 대하에 효과가 있습니다.

그 외 각종 세균의 번식을 억제하는 효과도 있어 세
균성 이질과 습진, 피부가려움증 등에도 달인 물로 훈
증하거나 외용제로 사용하면 도움이 됩니다.

그 외 고전에서의
쑥의 효능   1. 명의별록(名醫別錄)

쑥뜸은 모든 병을 다스리는데 달여서 사용하면 하
리下痢, 토혈吐血, 하부익창下部䘌瘡, 부인누혈婦人漏血을
멈추게 한다. 음의 기운을 이롭게 하고 근육을 생기게
하며 풍한風寒을 제거하고 임신을 도와준다.

2. 도홍경(陶弘景)

쑥잎을 찧어서 모든 병에 뜸으로 사용하고 외상출
혈을 멈추게 한다. 또 즙을 내어 사용하면 회충을 죽
인다.

3. 약성론(藥性論)

자궁출혈을 멈추게 하고 태아를 편안하게 하고 복통
을 멈춘다. 적백리赤白痢 및 오장五臟이나 치痔에서 피가
나는 것을 멈추게 하는데 장복하면 냉리를 멈추게 하
고 심복악기心腹惡氣에는 잎을 찧은 즙을 마신다.

4. 당본초(唐本草)

하혈下血, 비출혈鼻出血, 혈농리血膿痢의 치료에는 물로 다리거나 환 또는 가루를 내 임의로 복용한다.

5. 식료본초(食療本草)

베인 상처나 붕중崩中, 곽란霍亂을 치료하고 태루胎漏를 멈춘다.

6. 일화자제가본초(日華子諸家本草)

곽란전근霍亂轉筋, 심통心痛, 비홍鼻洪, 대하帶下를 치료한다.

7. 진주낭(珍珠囊)

위胃를 따뜻하게 한다.

8. 이참암본초(履巉岩本草)

인후폐통咽喉閉痛, 열옹熱壅을 다스리고 식욕이 없을

때는 즙을 내어 양치질을 한다.

　9. 왕호고(王好古)

　대맥帶脈에 의한 병, 복창만腹脹滿, 물속에 앉아있는 것과 같이 허리가 흔들거리는 것을 고친다.

　10. 본초강목(本草綱目)

　속을 따뜻하게 덥히고 냉을 몰아낸다.

　11. 본초정(本草正)

　장학癉瘧을 다스린다.

　12. 본초재신(本草再新)

　경락을 바르게 하고 울체를 풀어준다. 기를 고르게 하고 혈을 통하게 한다. 산후의 경련, 소아제창小兒臍瘡을 고친다.

현대의학에서
쑥의 효능

쑥의 효능에 대해 현대 의학에서도 쑥뜸이 조직 세포의 기능을 촉진시키고 면역 작용을 강화시키며 적혈구의 혈색소를 증가시키고 지혈, 진통 등의 작용을 한다는 연구결과가 있습니다. 쑥은 무기질과 비타민을 매우 많이 함유하고 있습니다. 그중에 비타민 A가 많아 약 80g만 먹어도 하루에 필요한 양을 공급할 수 있어 저항력을 길러주고 눈도 밝게 해줍니다. 또한 몸을 따뜻하게 해주어서 특히 부인병에 좋은 것으로 알려져 있으며, 추위를 잘 타는 사람에게 좋고 몸이 차서 생기는 복통과 설사에 많은 도움을 줍니다.

한의학에서
쑥의 효능

쑥의 맛은 쓰고 매우며 성질은 따뜻하고 귀경은 비장, 간장, 신장, 폐장에 들어갑니다. 쑥은 찬 기운을 몰아내고 임신했을 때 태아를 안정시키며 경락을 따뜻하게 하고, 기와 혈의 순환을 원활히 하고 몸안의 노폐물을 몸밖으로 배출시키며 출혈을 멎게 하고 통증이나 가려움증을 없애주는 효능이 있습니다. 쑥은 산한[2], 안태[3], 온경[4], 이기혈[5], 이담[6], 제습[7], 근육경련, 만성 설사와 만성 이질, 토혈, 비출혈, 하혈, 월경불순, 태동불안, 옹양, 개선[8]을 치료합니다.

2_ 산한 – 한사(寒邪)를 없애는 효능
3_ 안태 – 태기(胎氣)를 안정시키는 효능
4_ 온경 – 경맥(經脈)을 따뜻하게 해주는 것
5_ 이기혈 – 기(氣)와 혈(血)을 통하게 하는 효능
6_ 이담 – 담(膽)을 이롭게 하는 효능
7_ 제습 – 습기(濕氣)를 제거하는 효능
8_ 개선 – 옴과 버짐을 을 뜻하는 병증. 풍독(風毒)의 사기가 피부 얕은 데에 있는 것을 개(疥)라 하고 풍독(風毒)의 기운이 피부 깊은 곳에 있는 것을 선(癬)이라고 함

한의학적으로 쑥의 치료 내용을 간단하게 분류해 보면 다음과 같습니다.

① 여자의 충맥과 임맥이 허하고 차가워 생기는 붕

루하혈에 검게 태워 아교, 당귀와 함께 교애탕으로 사용한다.

충맥(沖脈) : 기경8맥(奇經八脈) 중의 하나이다.
아랫배에서 임맥(任脈), 독맥(督脈)과 함께 일어나 기충(氣衝)혈로 나와 족소음신경(足小陰腎經)과 함께 위로 올라가 가슴에서 흩어진다.
『영추』에서는 이 맥을 가리켜 "혈해(血海)"라 하였다. 모든 경락(經絡)으로 가서 기(氣)와 살을 따뜻하게 한다고 했고, 『소문』에서는 충맥(衝脈)이 왕성해야 월경(月經)이 시작되고 자녀를 생산하게 된다고 하여 이 맥의 작용은 생식 기능 및 내분비 계통과 밀접한 관계를 가지고 있는 것으로 설명하고 있다. 이 맥을 다스리는 혈은 공손(公孫)이고 병증(病症)은 기가 위로 치솟아 속이 급통(急痛)하는 것이다.
신경(腎經)에 속하는 것으로 기충(氣衝), 횡골(橫骨), 대혁(大赫), 기혈(氣穴), 사만(四滿), 중주(中注), 황유(肓兪), 상곡(商曲), 석관(石關), 음도(陰都), 통곡(通谷), 유문(幽門)과 그 외 기충(氣衝), 관충(關衝), 소충(小衝), 중충(中衝), 태충(太衝) 등이다.

임맥(任脈) : 기경팔맥(奇經八脈)의 하나이다. 몸의 앞 정중선에 분포된 경맥(經脈)이다.

회음(會陰)에서 시작하여 음부(陰部)와 뱃속을 지나 관원혈부위를 거쳐 몸의 앞 정중선을 따라 곧바로 목구멍에까지 가서 입술을 돈 다음 뺨을 지나 눈 속으로 들어간다. 눈 아래의 승읍혈에서 위경과 연계된다. 순행과정에 배와 가슴부위의 장부들과 연계를 가지며 또 족3음경과 음유맥, 충맥 등과 교회하며 옴몸의 음경을 조절한다. 음맥에 병이 들면 남자는 산증, 여자는 월경부조, 자궁출혈, 이슬, 불임증, 유산 등의 병 등이 나탄다.

② 임신 중 태동이 불안하고 요통이 있으면서 하혈이 있을 때 아교, 당귀, 황금, 숙지황 등을 가미하여 가미교애사물탕을 사용한다.

③ 부인이 하초가 허하고 차가워 아랫배가 차갑고 통증이 있고 월경이 규칙적이지 못하거나 자궁이 냉하여 임신이 잘되지 않을 때 향부자, 당귀, 육계를 가미하여 애부난궁환을 사용한다.

④ 혈열로 말미암은 코피, 각혈, 변혈, 뇨혈에는 냉혈, 지혈약을 배합하여 측백엽, 생지황을 배합하여 사용하는데 특히 뇨혈에는 차전자를 배합하여 사용한다.

⑤ 쑥은 외부의 안 좋은 기운을 몰아내고 습기를 없애며 가려움을 멈추게 하고 살균하는 효과가 있으므로

피부습진, 개선, 백선白癬[9]에 쑥 한가지로 끓여 농축액을 바르거나 고삼, 백선피 등을 가미하여 끓여 외용제로 사용한다. 무좀이나 주부습진에도 외용한다.

⑥ 살충작용이 있어 회충, 복통에 달여서 공복에 복용한다.

⑦ 심장부위가 갑자기 아플 때 오래된 쑥을 찧어 끓여 복용한다.

⑧ 치질에는 쑥을 달여 그 증기로 훈증하는데 외치나 치루에 숙애와 웅황을 조금 넣어 쐰다.

⑨ 뜸 뜨는 용도의 뜸쑥으로 이용한다. 쑥뜸은 주로 모든 질환에 응용하는데 특히 몸이 허약하고 차갑거나 기혈이 막힌 질환에 침과 같이 응용한다.

: 쑥은 인간의 질병에 다양하게 이용되고 있으나 약이기 때문에 독성과 부작용을 함께 가지고 있습니다. 즉, 열성체질이거나 특이 체질은 물론 허한성이나 한습한 병증이 아닌 경우 또는 부인이 혈열이 있어 월경이 일찍 출혈이 되거나 음허화동10)인 경우 특히 정상적인 임신인 경우에 복용은 삼가야 합니다. 일반인

10_ 음정(陰精)이 훼손되어 허열(虛熱)이 매우 심한 병증

들이 쑥은 몸을 따뜻하게 한다고 하여 즐겨 복용하는 경우 많이 복용하면 간에 중독증상이 나타날 수 있으며 열기가 상충하여 번열, 두통, 오심, 구토, 충혈, 발진, 이명, 전신무력과 사지경련이 나타나고 만성인 경우 감각 예민, 환각, 전간11), 신경염이 나타날 수 있고 특히 알레르기 체질에는 발진과 내열이 심하게 나

11_ 발작적으로 의식장애가 오는 것을 주증으로 하는 병증임

타날 수 있으므로 한의사와 상담 후 체질에 맞게 복용해야 합니다. 그러므로 옛 의인들이 적백리나 하혈, 이질에 애엽을 볶아 도래떡〈혼돈(餛飩) : 결혼식 때

만든 흰떡)에 섞어 만들어 먹거나 그렇지 않으면 쑥 줄기와 가지를 버리고 잎만 골라 약한 불에 말려서 약간의 찹쌀이나 복령잎을 같이 절구에 넣고 짓찧으면 가루 만들기가 쉽고 가는 체로 쳐서 쑥 가루만 골라 찹쌀로 쑨 풀에 반죽하여 떡처럼 누렇게 불에 구어 독성을 제거하여 먹거나 약으로 사용했던 것입니다. 쑥은 옛날에는 음력 3월 3일과 5월 5일에 해뜨기 전에 채집하여 강한 햇빛아래 말리거나 응달에 말려서 처마나 통풍이 잘되는 곳에 걸어놓아 1년이 지난 오래된 것을 즐겨 사용하였습니다. 이른 봄에 채취한 것은 독성이 없고 부드럽고 향기가 있어 쑥국이나 쑥떡 등 식용으로 많이 사용하고 꽃피기 전 6월에 채취한 것은 대개 약용으로 필요할 때 단기간 복용하였습니다. 특히 꽃이 피기 직전이나 후에는 외용으로만 이용하는 것이 바람직합니다.

　요즘은 온난화 현상 때문에 5월 5일보다 좀 더 일찍 채취하는 것이 바람직하다고 주장하는 학자도 있습니다. 근래 너도나도 약용으로 이용할 수 없는 양력 6월 초에 채취한 독성이 있는 쑥을 음료나 식용으로 사용하는 것은 매우 우려되는 문제입니다. 정유 중에 함유되어 있는 투우존Thujone이라는 신경성 독물이 있어서 경우에 따라서는 만성중독이나 환자의 병과 맞지 않는 경우에는 부작용이 발생할 수 있습니다. 투우존은 탄소가 10개 있는 모노테르펜monoterpene계열의 정유 성분으로 휘발성이 매우 높다고 합니다. 그러므로 쑥은 독이 없는 적절한 시기에 채취한 것만을 복용해야 합니다. 쑥의 지속적 또는 과량 사용, 열이 있는 체질이나 병의 증상에 맞지 않는 경우에 애엽을 사용하여 부작용이 나타날 때는 감두탕甘豆湯을 끓여 복용하거나 녹두즙을 이용해 해독하거나 한의원에서 진찰을 받아야 합니다.

쑥을 법제하는
방법〈본초강목〉 　　"쑥은 오래된 것을 부드럽게 수
치하여 쓰는데 이것을 숙애熟艾, 다시 말해 오래 묵은
쑥이라고 한다. 만약 신선한 쑥을 뜸에 쓰면 근맥을
상하게 하기 때문에 깨끗한 잎을 골라서 먼지와 잡질
을 제거하고 돌절구에 넣고 나무 절굿공이로 잘 찧는
다. 그것을 체로 쳐서 찌꺼기를 제거하고 솜처럼 부드
러워질 때까지 찧는다. 불에 쬐어 잘 말리면 뜸을 뜰
때 불이 잘 붙는다. 부인병에 환이나 가루를 내어 쓸
경우에는 숙애를 식초로 끓인 다음 말리고 찧어 떡처
럼 만들어 약한 불에 말려 다시 짓찧어 가루로 만들어
쓴다. 찹쌀가루로 떡을 만들거나 술로 볶은 것은 좋지
않다. 홍씨 '용제수필'에는, 쑥을 가공하는 것은 힘들
기 때문에 백복령 3~5조각을 넣어 함께 맷돌에 갈면
고운 가루로 된다고 쓰여 있는데 이 역시 한 가지 방
법이라고 할 수 있다. 또한 천 년 묵은 쑥을 구설초狗舌
草라고 부른다."

〈본초연의〉

"말린 다음 찧어 푸른 찌꺼기를 체로 쳐서 버리고 흰 것을 취한다. 이것에 석유황을 가한 것이 곧 유황쑥이고 뜸을 뜨는 데 사용한다. 쌀가루를 약간 더하여 찧어서 가루로 만들어 복용 약에 넣는다."

쑥의 약성

쑥의 여러 효능 중에 가장 우수한 것은 혈관을 튼튼하게 하는 작용입니다. 혈관을 튼튼하게 하여 혈압을 조정하고 중풍, 뇌출혈, 뇌경색, 동맥경화 등을 예방하고 치료합니다. 또한 모세 혈관을 튼튼하게 할 뿐만 아니라 지혈작용이 탁월하여 더 이상 출혈이 일어나지 않도록 막아줍니다.

쑥의 둘째 효능은 파혈작용인데 파혈작용이란 죽은 피나 어혈을 몸 밖으로 빼내는 작용을 말합니다. 쑥은 이 필요없는 찌꺼기인 굳은 어혈과 기름 덩어리를 몸 밖으로 배출해 줍니다.

마지막으로 쑥은 청혈, 생혈작용을 하는데 피를 만들어내고 혈액이 온몸으로 원활하게 흐르게 도와줍니다. 쑥은 혈액을 만드는 데 도움을 주고 몸을 따뜻하게 하며 기혈의 흐름을 순조롭게 하여 빈혈을 치료하고 예방하므로 쑥을 먹으면 혈액이 깨끗해지고 빈혈이 없어지게 됩니다.

쑥이 들어가는 가장 대표적 처방 빈혈이 있어 어지럽고 출혈이 있는 증상에 사용합니다.

궁귀교애탕(교애탕, 교애사물탕) [금궤요략]

– 당귀, 함박꽃, 지황, 궁궁이, 감초, 아교, 약쑥

민간요법으로 사용되어 온 쑥의 효능과 치료 쑥이 여러 질환에 사용되고 있음을 나타내는 것입니다. 질환이 있을 때는 꼭 한의사와 상담 후 사용하셔야 합니다.

1. 토혈, 하혈을 할 때 : 계란 크기만 한 오래된 쑥을 삶아 달인 후 하루 3번 복용하면 효과가 좋다.

2. 코피가 멎지 않을 때 : 쑥을 태워 잿가루를 만들어 콧구멍에 불어넣거나 삶아 그 물을 하루 3번 식후에 복용하면 효과가 있다.

3. 대변 후 하혈이나 설사가 멎지 않을 때 : 쑥 한줌과 생강을 달여 하루 3차례 복용하면 효과가 좋다.

4. 부인 적대하혈이나 오랜 하혈이 멎지 않을 때 : 쑥 한줌에 생강과 마른 생강을 각 1돈을 달여 다시 아교주阿膠珠를 넣고 달여 녹인 후 이것을 하루 3번 식간마다 복용하면 효과가 좋다.

5. 산모의 대변하혈이 있을 때 : 쑥 한 줌과 생강한 돈을 진하게 달여 하루에 한 번 2~3일 정도 복용하면 낫는다. 산후 복통에도 효과가 있다.

6. 백리(白痢)가 있을 때 : 쑥잎과 마른 생강 태운 후 식초 한 숟가락을 넣고 물로 달여 하루 세 번에 나누어 식간마다 복용하면 매우 효과가 좋다.

7. 토사가 멎지 않을 때 : 쑥 한 줌에 물을 부어 삶은 다음 한 번에 복용하는데 멎지 않을 때에는 재차 복용한다.

8. 위장이 차고 통증이 있을 때 : 쑥잎을 가루로 만들어 찻숟가락으로 두 숟가락을 따끈한 물로 복용하면 효과가 좋다.

9. 얼굴이나 몸에 상처가 생겨 진물이 날 때 : 쑥 한줌에 식초와 물과 술을 섞어 여기에 소금을 조금 넣어 진하게 졸여 상처가 난 부위에 붙이면 효과가 좋다.

10. 인후가 붓고 아플 때 : 쑥을 물로 끓여 천천히 마시거나 식초와 섞어 찧은 뒤 목 외부에 붙이면 효과가 좋다.

11. 임신부가 갑자기 찬바람을 쐬어 중풍이나 인사불성이 되었을 때 : 쑥과 식초를 섞어 볶은 뒤 헝겊으로 싸서 산부의 배꼽에 대고 그 위에 이불을 덮어주고 헝겊이 식으면 교체해 주고 생강차를 마시게 하면 효과가 좋다.

12. 감기로 말미암은 발열, 오한, 통증이 있을 때 : 쑥과 생강을 물로 달여 한 번에 복용하면 땀이 나면서 호전이 된다.

13. 식은땀이 날 때 : 쑥과 오매를 물로 달여 잠자기 전에 복용하면 효과가 좋다.

14. 눈이 충혈되었을 때 : 쑥을 태워 생기는 연기를 그릇으로 덮어 쑥진을 만들어 이 쑥진을 물에 녹여 눈을 씻으면 효과가 좋다.

15. 상처에 진물이 흐르고 통증이 심할 때 : 쑥 달인 물을 복용하고 쑥 잎을 태워 가루를 만들어 상처부위에 바르면 효과가 좋다. 쑥잎, 뽕잎을 같은 양으로 넣어 삶은 물로 목욕하면 모든 풍습, 종양, 개선 및 신경통에 효과가 좋다.

16. 이질로 오랫동안 고생할 때 : 쑥잎과 귤에 소금 약간을 넣고 물로 끓여 하루 세 번 식간마다 복용하면 효과가 좋다.

17. 손발이 차고 허리나 아랫배가 차갑고 아플 때 :

잘 찧은 연한 쑥 뭉치를 헝겊 주머니에 가득 담고 아픈 곳에 묶어 두면 효과가 좋다.

18. 여자의 음부가 가렵거나 남자의 낭습이 있을 때 : 쑥잎, 석류껍질, 백반, 국화를 물로 다린 후 이것으로 음부나 고환부위를 따뜻하게 씻으면 효과가 좋다. 이 방법은 병 유무에 관계없이 해볼 만한 것이다. 이 처방은 남자의 낭습에도 좋다.

19. 월경이 규칙적이지 않을 때 : 쑥잎, 당귀를 같은 양으로 가루를 만들고 꿀로 개어 녹두알 만한 크기로 환약을 빚어 30환 정도 먹으면 효과가 좋다.

20. 여자의 하혈이 심하고 멈추지 않을 때 : 쑥에 아교와 그리고 마른 생강을 넣어 물로 달인 다음 하루 3번 복용하면 효과가 좋다.

21. 몸에 종기가 나서 진물이나 고름이 흐를 때 : 쑥잎에 식초와 물과 술 그리고 약간의 소금을 넣고 진하게 달여서 환부에 발라서 붙이면 효과가 좋다.

22. 치창(痔瘡), 치루 및 악창 등 상처가 잘 아물

지 않을 때 : 쑥잎을 끓여 증기로 훈증을 하면 효과가
좋다.

23. 갓난아기 목욕시킬 때 : 쑥잎이나 뽕잎을 넣은
따뜻한 물로 목욕을 시키면 소아의 피부병을 예방할
수 있다.

24. 각기병12)이 생겼을
때 : 잘 찧은 쑥잎을 잘 싸
서 아픈 부위에 싸매면 효
과가 좋다.

12_ 티아민이 결핍되어 나타나는
　　증상으로 팔, 다리에 신경염
　　이 생겨 통증이 심하고 붓는
　　부종이 나타나는 질환이다.

25. 월경량이 많을 때 : 쑥잎을 식초로 볶아 물로
달여 이 물과 계란 노른자를 식전에 복용하면 효과가
좋다.

26. 백대하가 심할 때 : 계란과 쑥잎을 술로 달여
하루 세 번 식전에 복용하면 효과가 좋다.

27. 여자의 붕루, 하혈이 발생했을 때 : 쑥 한 줌을
물로 달여 계란 1개를 풀어서 복용하면 효과가 좋다.

28. 습진이 생겼을 때 : 쑥잎을 태워 고반, 황백과

함께 곱게 가루 내어 참기름에 개어 환부에 바르면 효과가 좋다.

29. 저절로 땀이 나면서 멎지 않을 때 : 오래된 쑥과 백복신, 오매를 달여 잠자기 전에 따뜻하게 해서 복용하면 효과가 좋다.

30. 임신 중 태동불안으로 하혈이 멎지 않을 때 : 계란 크기의 쑥잎을 술로 달여서 복용하면 효과가 좋다.

쑥 의 활용

쑥 요리

　　　　　입맛이 떨어지기 쉬운 봄에 식욕
을 돋우기 위해서 쑥 요리가 으뜸입니다. 쑥 요리는
입맛이나 식욕증진뿐 아니라 건강에도 좋은 약선요리
가 됩니다. 쑥의 성분 중 베타카로틴과 알테미시닌은
항암효과가 있으며 치네올은 혈액순환을 촉진하고 몸
을 따뜻하게 해줘 부녀자의 복통과 생리통에 효과가
있습니다. 쑥의 영양학적 성분은 칼슘, 섬유소, 비타
민 A, B, C 등을 함유하고 있어 봄철에 생기는 여러 가

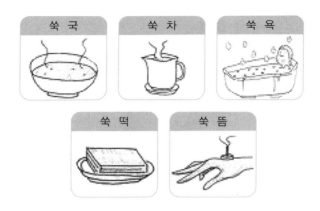

지 질환에 도움을 주게 됩니다. 봄에 쑥 요리를 먹지 않으면 봄을 제대로 맞이한 것이 아닐 것입니다. 그만큼 봄에 먹는 쑥 요리는 건강에도 좋고 맛도 좋은 최고의 요리가 됩니다. 또한 쑥이 들어간 음식은 잘 상하지 않는 편이며 넉넉히 만들어 냉동보관하면 오래두고 먹을 수 있는 장점이 있습니다.

쑥밥 만들기

깨끗이 씻은 쑥물을 넣을 때 물의 양은 쑥에서 수분이 나오므로 평소보다 조금 적게 합니다. 소금으로 간을 조금해 주어도 좋습니다(밥을 다 짓고 나서 뜸을 들일 때 쑥을 넣어도 됩니다). 완성된 쑥밥에 달래양념장을 넣어 먹으면 더 맛있답니다.

쑥버무리 만들기

1. 쑥을 흐르는 물에 깨끗이 씻습니다.
2. 물기 제거 후 쌀에 소금간을 적당히 해서 채로 곱게 내린 후 설탕을 약간 넣어 시루에 찌면 완성!

쑥완자 애탕국과 쑥전병

– 쑥완자 애탕국

1) 끓는 물에 쑥을 데친 후, 물기를 짜서 곱게 다집니다.

2) 쇠고기는 간을 하여 잘 치대준 후, 다진 쑥과 녹

말가루를 넣고 다시 치대어 동그랗게 빚은 후 밀가루
에 넣고 굴립니다.

3) 계란 풀은 물에 쑥완자를 담급니다.

4) 이 쑥완자를 당근, 양파 등과 함께 국간장을 넣은
물에 끓여내면 완성!

- 쑥전병

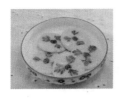

1) 50g 정도의 쑥을 씻은 후,
1컵 반의 물을 넣고 믹서기에
갈아줍니다.

2) 믹서기에 갈은 쑥을 면보
자기에 걸러 고운 물을 준비합니다.

3) 쑥을 갈은 고운 물 1컵에 밀가루 한 컵을 넣고
잘 섞어줍니다.

4) 섞은 반죽을 고운 체에 한번 거릅니다.

5) 프라이팬에 기름을 두른 후 반죽을 한 스푼씩
원모양으로 떠서 가운데에 진달래꽃이나 잣 등을 넣

어 예쁘게 익히면 완성!

쑥수제비(쑥칼국수)

1) 씻은 쑥을 약간의 물과 함께 믹서기에 넣어 갈아
줍니다.

2) 이것을 면보자기에 걸러 고운 물을 준비합니다.

3) 쑥을 갈은 고운 물에 밀가루(혹은 감자수제비)를
넣어 반죽합니다.

4) 썰은 반죽에 당근과 호박, 대파와 갖은 양념을 넣
어 끓이면 완성!

쑥 떡

1) 깨끗이 씻은 쑥을 물기가
약간 있는 채로 쌀가루와 섞습
니다.

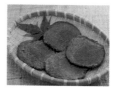

2) 시루나 찜통에 찌면 맛있
는 쑥떡이 완성!

쑥즙 만들기 - 생즙으로 마시기

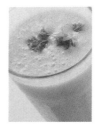

　쑥잎을 10장 정도를 물에 씻어 소량의 물과 함께 믹서기에 갈아서 하루에 1~2번(1회 20ml 정도) 마시면 됩니다. 쓴 맛이 강하여 벌꿀이나 사과즙을 섞어 드셔도 됩니다. 몸이 찬 사람은 생즙보단 살짝 데쳐서 복용하시는 것이 좋습니다.

쑥차 만들기

1) 말린 쑥으로 쑥차 만들기

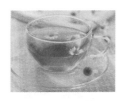

　말린 쑥 12g을 주전자에 넣어 물 700~800ml 정도를 붓고 생각을 얇게 썰어 2~3조각 넣고 끓입니다. 물이 끓기 시작하면 약한 불로 달여 물이 반 정도로 줄어들었을 때 하루 2~3회 한 번에 100ml 정도 마십니다.

2) 생 쑥으로 쑥차 만들기

생 쑥에 소금을 조금 넣고 온수로 살짝 데친 후 그늘에 말립니다.

말린 쑥 20g을 물 300ml에 넣고 그 물이 200ml 정도 될 때까지 약한 불로 달여서 하루 2~3번 한 번에 100ml 정도 마십니다.

쑥으로 술 만들기

1) 쑥잎으로 술 만들기

믹서기로 말린 쑥을 갈아서 거즈 자루에 채워 자루 채 입구가 큰 병에 넣고 25도의 술을 부어 2개월 정도 놓아두면 쑥술이 완성됩니다(이때의 쑥의 양은 병의 1/3~1/4 정도가 적당합니다).

2) 쑥뿌리로 술 만들기

꽃이 피기 전의 약쑥을 뽑아 뿌리를 잘 씻어 그늘에 2~3일 정도 말렸다가 뿌리 300g와 술 1.8리터로 담그는데 이때 술은 청주가 좋습니다.

직사광선이 들지 않는 서늘한 곳에서 6개월 정도 지나면 술의 빛깔이 보이고 쑥의 향기를 느낄 수 있는데 이때가 되면 뿌리를 건져내고 마시면 됩니다.

쑥으로 훈증하기

말린 쑥이나 생 쑥을 팔팔 끓여 그 증기로 아픈 부위를 훈증을 하거나 좌욕을 합니다. 작은 상처나 출혈이 있을 경우 특히 부녀자들 자궁질환에 훈증을 하면 좋습니다.

쑥을 이용해
베게나 방석 만들기 메밀, 국화로 베게를 만들듯이 말린 쑥잎으로 베게나 방석에 채워 사용하면 숙면에 좋습니다.

뜸으로
쑥향 가득~

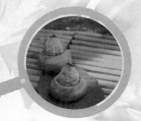

배꼽에 〔뜸〕으로 쑥향 가득~

[동의보감]에는 배꼽에 뜸을 뜨는 것에 대해 다음
과 같은 몇 가지 일화가 있습니다.

1) 어떤 사람이 늙어서도 얼굴이 젊은이와 같아서 그
   비결을 물었더니 '매년 쥐똥으로 배꼽에 뜸을 떴
   다'라고 했다는 이야기가 있습니다.

2) 한옹이라는 사람이 산적을 토벌하다가 적 한 명을
   포로로 잡았는데 나이 100세가 넘었는데도 아주 건
   강하므로 그 이유를 물으니 '젊었을 때 병이 많았는
   데 한 이인異人을 만나 그가 가르쳐 준 대로 배꼽에

뜸을 떴더니 건강해졌다'라는 이야기도 있습니다.

3) 800년이나 살았다는 장수와 양생법의 대명사로 알려진 팽조라는 사람이 '비법은 바로 배꼽에 뜸을 뜨는 것'이라고 하였습니다.

사람이 처음 생길 때에 아버지의 정精과 어머니의 혈血이 서로 엉키어 태아가 됩니다. 어머니의 뱃속에 있을 때 어머니가 숨을 내쉬면 태아도 숨을 내쉬고 어머니가 숨을 들이쉬면 태아도 숨을 들이쉬는데 이것은 탯줄을 통해서 하게 됩니다. 그러므로 태아의 배꼽줄은 마치 과일이 나뭇가지에 달려 있을 때 양분이 과실 꼭지를 통하는 것과 같은 것입니다. 태아가 태어난 후에는 입으로 호흡하고 배꼽문은 저절로 닫히게 됩니다. 다 자란 다음에 겉으로 정신을 소모하고 속으로 날 것과 찬 것에 상하여 진기眞氣가 잘 돌아가지 못할 때에 연수단延壽丹으로 배꼽에 더운 김을 쏘여 주는 것은 풀과 나무에 물을 주고 흙을 북돋아 주면 잘 자라는 것과 같습니다.

사람들이 이 방법대로 배꼽에 더운 김을 쐐 주면 영위榮衛가 조화되고 정신이 안정되며 추위와 더위가 침범하지 못하며 몸이 거뜬해지고 건강하게 되는 묘한 방법입니다.

뜸의 사전적 의미
– 뜸으로 쑥향 가득   **'뜸'의 국어사전적 의미**

1) 음식을 찌거나 삶아 익힐 때에 흠씬 열을 가한 뒤 한동안 뚜껑을 열지 않고 그대로 두어 속속들이 잘 익도록 하는 일

2) 한의학에서 병을 치료하는 방법의 하나 : 뜸쑥을 살위의 경혈에 놓고 불을 붙여서 열기가 살 속으로 퍼지게 한다.

구灸의 한자를 풀이해 보면 久(오랠 구) + 火(불 화)가 합쳐진 단어입니다. 이는 불씨가 천천히 오랫동안 탄다는 의미입니다. 그리고 구灸의 한자 뜻은 뜸 구, 뜸

질할 구입니다. 우리말에 쓰이는 뜸과 관련된 용어에는 '밥에 뜸을 들이다', '뜸들이지 말고' 등 일상생활에도 자주 쓰이는 말들이 있습니다. 이렇듯 천천히 뜨겁게 해서 병을 고치는 온열치료법이 구灸요법인 것입니다.

**오래 전부터
사용되어 온
뜸으로 쑥향 가득**

　〈삼국유사〉, 〈단군고기〉의 기록에 의하면 '환웅천왕桓雄天王이 태백산정의 신단수神壇樹하에 내리시어 신시神市를 여시고 풍백風伯, 우사雨師, 운사雲師들을 거느리시고 곡穀, 명命, 병病, 형刑, 선악善惡 등 오대강목으로써 인간삼백육십여사人間三百六十餘事를 다스리게 하였습니다.

　이때 곰 한 마리와 범 한 마리가 환웅에게 와서 사람이 되게 해 달라고 빌었습니다.

　환웅천왕은 신령한 쑥 한 뭉치靈艾一炷와 마늘蒜 스무 개를 주면서 '이것을 먹으며 백일 동안 햇빛을 보지 않으면 사람이 될 것'이라고 하였습니다. 범은 이를 잘 지키지 못했으나 곰은 삼칠일(21일)을 지켜 여자가 되었고 환웅은 이 여인과 혼인하여 아들을 낳았으니 그가 곧 단군왕검王儉입니다.'

우리의 의술은 이때부터 시작된 것이고 의료제도도 이때부터 처음 만들어진 것이므로 환웅천왕께서 우리 의약의 창시조가 되신 것입니다. 위의 〈삼국유사〉와 〈단군고기〉의 기록에는 환웅이 마늘 스무 개와 쑥 한 뭉치를 곰과 호랑이에게 주어 사람이 되게 하였다는 데 그 쑥과 마늘을 어떻게 사용하였는가에 대해서는 자세히 알 수는 없습니다. 다만, 쑥 1심지[一炷]라고 쓴 것을 보면 지금 우리가 뜸을 뜰 때 쑥을 비벼 만든 불 기둥을 쑥심지[艾炷]라고 부르는 만큼 환웅이 이미 쑥 을 뜸 재료로 이용하고 있던 것이 아닌가 짐작할 수 있습니다. 이것은 [삼국지위지 오환전烏丸傳]에 '오환 인烏丸人이 병이 있음에 애구(艾灸, 쑥뜸)를 알뿐이고 침약은 없다'는 기록에서도 추정됩니다. 이 기록은 흉노에 인접한 고대 오환인들의 의약이 발달하지 못한 시대의 상태를 전한 것인데 부여, 고구려 등의 동이족과도 인접하여서 그 풍속 습관이 유사한 점이 많았을 것으로 짐작할 수 있는 까닭입니다.

뜸에 관한 가장 이른 문자기록은 〈춘추좌씨전〉인데 성공 십 년(기원전 581년) 진경공이 병에 걸렸는데 진국 태의령 의완이 와서 보고 말하기를 '병이 고황에 있으면 뜸, 침, 약으로 고칠 수 없다'라고 하였는데 여기서 처음 언급이 되고 있습니다.

맹자 [이루]편에 '칠 년 된 병에는 삼 년이 된 쑥으로 뜸을 떠라'라는 기재가 있는 것으로 보아 춘추전국시대에 이미 뜸법이 보편적으로 사용되었다는 것을 알 수가 있습니다.

춘추전국시대는 단군건국으로부터 한참 후의 시대이므로 본 약재가 동방의 지역에서 먼저 응용되었던 것이 아닌가 생각됩니다. 쑥과 마늘의 사용은 중국의 영향을 받기 전부터 독자적인 전통에서 발전되어 온 것으로 짐작할 수 있습니다.

한대 허신의 [설문해자]에서는 '자이석침활폄, 작이 애화왈구(刺而石鍼曰砭, 灼而艾火曰灸)'라고 하였는데 이는 '쑥불로 태우는 것이 뜸 치료'란 뜻을 설명하고 있습니다.

황제내경 소문 [이법방의론]에서 '북방 사람들은 자연계의 기가 폐장된 지역에 살며 지세가 높은 구릉에 산다. 기후는 비교적 바람이 많고 한랭하다. 백성들은 야외에서 잠을 자는 것을 즐거워하고 소와 양의 젖을 주식으로 삼는 유목생활을 한다. 그러므로 내장이 한 기寒氣의 영향을 입어 창만脹滿질병에 많이 걸린다. 이 와 같은 질병엔 구법灸法치료가 적합하다. 그러므로 쑥뜸 치료 방법이 북방에서 전래되었다.'라고 한 것도 구법의 응용이 한랭한 생활환경과 밀접한 관계가 있다는 것을 의미하고 있습니다.

1973년에 장사 마왕퇴 한묘 백서에서 출토된 〈족비십일맥구경〉〈음양십일맥구경〉에는 병에 대한 치료로 침에 대한 언급 없이 구법만을 언급해 놓아 황제내경이전에도 비교적 완전한 구법에 대한 기초이론과 풍부한 임상경험이 있었음을 추정해 볼 수 있습니다.

한대 장중경의 [상한론] [금궤요략]에는 침과 뜸에 대한 조문이 많이 있는데 치료원칙에 관하여 '삼양三陽의 병에는 침을 놓는 것이 마땅하고 삼음三陰의 병에는 뜸을 뜨는 것이 마땅하다'고 주장하였습니다.

비록 약 처방과 진단을 중시한 책이기는 하지만 여러 병증에 가화可火, 불가화不可火, 불가이화공지不可以火攻之 등의 직접구의 적응증과 금기증을 기록해 놓았으며 특히 소음병의 치료에서 구치료의 중요성을 강조하기도 하였습니다.

따라서 상한론 시기에 이미 침과 뜸을 함께 사용해서 치료하는 것이 보편화되어 있고 약물의 치료와 함께 침구의 치료가 중시되었으며 침과 구의 치료범위가 다르다는 것을 알 수 있습니다.

삼국시대 조옹의 [구경]은 이전에 비해 사용하는 구법의 혈자리가 증가하였으며 구법의 금기에 대해 구체적으로 설명하였고 뜸을 시행할 때 몇 장(번)을 떠야 하는지 병의 경중에 따라 융통성 있게 시행하여야 한다고 하였습니다.

구법의 발전을 이야기할 때 진대 갈홍의 [주후비급방]을 빼놓을 수 없는데 그 특징은 다음과 같습니다.

1) 병증에 대해 주로 구법을 이용하여 치료하며 혈자리 선택, 시술 조작방법, 작용, 효과, 주의사항 및 금기 등에 대해 상세히 기록하고 있어 구법의 기초이론을 충실히 정리하였습니다.

2) 구법을 위급한 증상에 사용하기 간편하게 하였고 독자적인 치료원칙으로서 간簡, 편便, 렴廉의 관점을 세워 사용할 혈 자리를 20~30개로 한정하였으며 취혈법 및 혈자리의 위치를 촌으로 나누어 정리함으로써 시술과정에서 쉽게 이용하도록 하였습니다.

3) 격염구隔鹽灸, 격산구隔蒜灸에 대한 내용이 있어 격물구隔物灸[13]에 대한 최초의 기록이 보입니다.

13_ 뜸과 피부 사이(격)에 약재(물건)를 올려서 뜸을 뜨는 간접구의 방법으로 약재 종류는 소금, 마늘, 담두시, 밀납, 황토 등

4) 구법을 시행할 때 장수의 기준을 설정하여 보통 질병에는 7장 이하를 뜨고 위독한 질병에 대해서 대량으로 뜨는 것을 원칙으로 하여 기준을 설정하였는데 대개 소양수인 7의 배수로 장수로 결정, 소양수가 화를 대표하고 구의 효과가 보양작용이라는 인식을 하고 있기때문입니다.

당대 손사막의 저서인 [천금방]에서는 '마땅히 자침해야 하는 경우는 곧 그것을 침자하여 보사해야 하고

자침하지 못하는 경우는 다만 구를 한다. 만약 자침만 하고 구를 하지 않거나 구만 하고 자침하지 않는 것은 모두 훌륭한 의사가 아니며 침구만 하고 약을 사용하지 않거나 약만 사용하고 침구를 하지 못하면 더욱 훌륭한 의사가 못된다.'고 기록하여 구법과 침술은 서로 병행하여 질병을 치료하는 중요한 기술이 되며 약물 치료와 함께 인체를 치유하는 중요한 수단임을 주장하였습니다. 또한 뜸의 양을 중시하여 장수가 많게는 백 장에 이르렀습니다. 임상에서 격산구隔蒜灸, 두시구豆豉灸[14], 황납구黃蠟灸[15], 격염구隔鹽灸[16], 황토구黃土灸[17] 등을 이용하여 애구와 약물을 결합하여 운용하였

14_ 시병구(豉餅灸)라고도 하며 담두시(淡豆豉)가루를 황주(黃酒)에 반죽하여 6mm 두께의 약떡을 만들어 가는 바늘로 구멍을 여러 개 뚫어서 그 위에 뜸쑥을 놓고 뜸을 떠 주는 격병구(隔餅灸)를 말하는 것임.

15_ 간접구(間接灸)의 일종. 밀병으로 종양(腫瘍)의 근부(根部) 주위에 울타리처럼 둘러싼 후 용화(熔化)된 납설(蠟屑)을 조금씩 부어 둘레의 높이까지 차도록 반복하는 것.

16_ 깨끗하고 가는 식용소금을 볶아 배꼽에 1.5cm 정도 두께로 간 다음, 그 위에 큰 뜸쑥을 올려놓고 뜸을 뜨는 방법.

으며 통구筒灸에 대한 기
재가 나타나며 약물을 척
추 위에 깔고 그 위에 애
주를 놓고 연소하는 포구

17_ 뜸 요법의 일종. 깨끗한 진흙
을 물에 개어 약 2~3mm 두께
로 엽전 만하게 빚어서 그 위
에 애주(艾柱)를 좀 크게 해서
뜨는 방법

鋪灸 또는 장사구長蛇灸라고 하는 일종의 간접적인 다
주구법이 있습니다.

　송대는 의학에서 침구학을 더욱 중시한 시기로 이
론 및 임상에서의 치료를 다룬 각종서적들이 다수 등
장하여 구치료학의 내용이 매우 풍부하게 되었습니
다. 천구天灸, 자구自灸에 대한 기록이 있는데 이것은
모간엽毛茛葉, 개자니芥子泥, 한련초旱蓮草, 반묘斑猫 등의
자극성 물질을 관련부위에 부착하여 발포하게 하는
방법으로 온열자극과는 다른 독특한 치료법으로 임상
에 사용되었습니다.

　특히 두재는 도가사상의 영향을 받아 '보부양기위

본保扶陽氣爲本'이라는 주장 하에 '보명지법 작애제일保命之法 灼艾第一'이라 하여 양기를 돕는 것이 근본이 되는데 오래 사는 법으로 쑥뜸을 각종 치법 가운데서 우위에 두었습니다. 그의 저서 [편작심서]는 각종 질병을 구법을 이용하여 치료하였음을 기록한 전문서적으로 분류됩니다.

명대는 침구학의 전성시기로 양계주의 [침구대성]이 있는데 명대에는 고대의 수지구의 방법을 참고한 상지구桑枝灸와 마유麻油에 담근 도목에 불을 붙인 후 꺼져가는 열을 불어서 면지面紙에 놓아 시구하는 신침화구神鍼火灸가 있었습니다.

이것은 후대에 약물과 애융艾絨을 혼합하여 만든 뇌화침구雷火鍼灸, 태을침구太乙鍼灸로 응용하여 계승되었고 현대의 애조구艾條灸로 발전하였습니다.

조선왕조실록에 보이는 뜸으로 쑥향 가득

선조34년 1601년 정축(4월10일)에 내의원 도제조 김명원과 제조 유근, 부제조 윤돈이 아뢰기를,

'주상께서 침을 맞으신 것이 이미 7번에 이르러 혈의 숫자가 매우 많다. 성상의 환후는 본디 허열虛熱이 있었는데 뜸으로 인해 증가될까 싶어 늘 염려하였다.

그래서 전에 작애구灼艾灸의 숫자를 참작하여 7장壯으로 아뢰었었다.

대게 작애구는 뜸이 매우 작지만 살을 태우게 되고, 우각구牛角灸는 뜸이 매우 크나 살을 태우지 않고 그 훈열하는 기운만으로도 몇 배가됨을 근일 시험하였기로 3~5장만에 쑥 기운이 피부 속으로 들어가는 것을 느꼈었다.

이로 보아도 7장을 넘어서면 안 된다.

더구나 여섯 군데의 뜸 수가 도합 42장이라서 그 수가 매우 많으니, 우선 전의 논의대로 각기 7장을 뜨는 것이 마땅하다.'

3일 후 '성상께서 7차례의 침을 맞으시고 또 7장의 뜸을 뜨셨으니, 주상의 옥체가 무리하셨을 것입니다. 매우 걱정되어 문안드립니다.'
하니 주상께서 평안하다고 답하였다.

여기서 말하는 작애구는 살 위에 직접 쑥을 태워 살을 태우는 직접구를 가르키는 것이고 우각구牛角炙란 소의 뿔을 잘라서 그 안에 쑥을 채워서 뜸을 하는 간접구인 온통구의 한 종류입니다.

최근 왕뜸 요법이라 하여 한의원에서 활용되는데 우각구가 발전하여 변형된 형태로 보면 될 것입니다. 또 살을 직접 태우는 작애구보다 쑥의 양이 많은 우각구의 훈열薰熱하는 기운이 몇 배가 된다고 하였습니다.

이는 뜸의 효과가 살을 직접 태워서 얻는 온열자극의 직접구와 별도로 간접구인 왕뜸 시술은 원적외선과 구진(뜸을 뜬 후 노랗게 살 위에 생긴 진)이 항암, 면역 등의 효과가 있다는 연구결과와 일치하는 것입니다.

허열증虛熱症에 뜸을 시술한 후 어의들은 늘 염려하였다고 하였는데 그것은 기우였음이 밝혀졌습니다. 선조는 신하들의 문안에 '평안하다'고 명료하게 시술 후의 상태를 말합니다.

허열증虛熱症에 우각구와 같은 뜸의 방법과 장수를 조절함으로 치료효과를 보면서 부작용을 없앨 수 있다는 뜻입니다. 심신의 상태가 허약해져 열이 있는 상태에서는 간접구라 할지라도 내의원의 의관들이 상의하여 신중하게 뜸의 방법과 장수를 지정하는 것을 알 수 있습니다.

무분별한 뜸 시술은 자칫 병약한 환자에게 해가 될 수 있기 때문입니다.

한의학 용어
– 뜸 으로 쑥향 가득~

기혈(氣血)이란?

　　　　　인체의 생명활동을 유지시켜주는 기본적인 힘은 '기와 혈'로 대표됩니다.

기는 자연계에 존재하는 공기처럼 생명력을 유지해 나가는 데 필요한 원천적인 에너지이고 혈은 생명활동의 힘을 길러주는 물질적인 토대가 되는 것으로 자연계에 존재하는 물이나 동식물과 같은 것입니다. 따라서 기와 혈은 생명유지에 없어서는 안 될 귀중한 것으로 서로 각각 떨어질 수 없는 필수불가결한 관계인 것입니다.

인체의 생명활동을 유지시켜 주는 기혈은 각 경락을 따라 순행하면서 각 장기와 기관에 필요한 것을 보충해주고 불필요하고 해로운 것은 몸 밖으로 배출시키는 역할을 하고 있습니다.

경락(經絡)이란?

경락을 쉽게 풀어 본다면 나무에 뿌리가 있어 이것이 땅에 박혀 물기를 빨아 올려 나무의 맨 끝인 잎사귀에 보내주는 것과 같이 경락에 기혈이 흐르므로 인체가 살아서 움직이는 것과 마찬가지인 것입니다. 인체를 흐르고 있는 경락은 인간의 생명을 유지해주는 오장육부와 체표사이에서 생명활동의 근본인 기와 혈이 잘 움직일 수 있도록 해 주는 통로, 즉 잘 뻗은 길과 같은 것입니다.

또 길에도 씽씽 내달리는 고속도로와 작은 지역들을 연결해주는 지방도로가 있듯이 경락도 경맥과 낙

맥으로 나누어집니다. 경락을 도로에 비유한다면 경맥은 잘 뻗은 고속도로나 국도와 같은 기능을 하고 있으며 낙맥은 지방도로의 역할을 하고 있습니다. 즉 경맥은 인체를 상하로 흐르고 있는 큰 줄기이며 낙맥은 상하를 흐르는 경맥에서 가로로 뻗어 나온 가지와 같은 것입니다.

길이 막히지 않고 원활이 잘 뚫리면 정체없이 교통이 원활하게 잘 돌아가듯이 사람의 몸을 흐르고 있는 경락도 그 흐름이 원활하면 기혈이 인체 구석구석까지 순조롭게 흐를 수 있으므로 건강한 육체를 지켜나갈 수 있다는 뜻입니다. 뜸 요법은 경혈에 온열자극을 주어 경락과 장부를 흐르는 기의 불균형을 균형 있게 조절해 줍니다. 경락의 흐름을 막고 있는 차갑고 눅눅한 기운을 제거해주고 경락 서로 간에 불 협조, 즉 부조화된 부분을 서로 협조하게 해 줌으로써 기혈의 순행을 순조롭게 해 주는 것입니다.

경혈(經穴)이란?

경혈은 군대로 말하면 적의 공격을 대비해 감시하는 초소와 같은 곳으로 모든 자극에 민감하게 반응을 합니다. 다른 피부보다 자극에 반응하는 속도가 몇 배나 빠르므로 예로부터 경혈은 무술을 연마하는 사람들에게는 일격으로 필살을 가하는 급소로 이용되기도 했었습니다. 경혈은 급소처럼 정확하게 가격당하면 죽을 수도 있으며 반대로 죽음의 위험에 처해있는 사람을 살릴 수도 있는 자리입니다. 그만큼 경락을 통해 연결된 오장육부에 결정적인 영향을 줄 수 있다는 이야기입니다.

잘 이용하면 사람의 목숨을 구할 수 있고 건강한 삶을 유지할 수 있도록 해주지만 적절치 못한 자극으로 인체에 해를 끼칠 수도 있는 것이 경혈입니다.

질병에 따라 혹은 사람의 상태에 따라 뜸 요법에 사용되는 혈 자리는 다양합니다.

정확한 진단으로 적절한 시술을 하면 질병을 치료

하고 오장육부의 활력을 불어넣어 주는 혈자리는 12정경(12개 대표적인 경락)에만 360여 개나 되는 많은 혈자리를 가지고 있습니다.

우리 몸의 바깥과 내부를 연결시켜주는 기의 통로인 경혈을 정확하게 이해하지 않고 성급한 침뜸 시술이 위험한 이유가 바로 이것입니다.

12경맥(十二經脈)

12경맥+二經脈, 12정경+二正經이라고도 하는데 12경맥은 기본 경맥이며 다른 경맥들과 구분하기 위하여 12정경이라고 합니다. 인체 경맥의 일종이며 체내의 기혈이 운행되는 주요 통로로써 분포된 부위나 연계된 장부에 따라 음경, 양경, 수경, 족경으로 나뉘며, 팔다리에는 각각 3개의 음경과 양경이 있는데 이것을 수족 3음 3양경이라고 합니다.

즉 수삼음경, 수삼양경, 족삼음경, 족삼양경을 말하고 음경은 5장과 연계되고 양경은 6부와 연계됩니다.

표리를 가지는 경락들은 손끝과 발끝에서 서로 연계
됩니다. 양경들은 눈 부위에서, 음경들은 가슴 속에서
서로 연계되며 고리를 이루고 순환하고 있습니다.

수**태음**폐경(手太陰肺經) — 수**양명**대장경(手陽明大腸經)

– 족**양명**위경(足陽明胃經) — 족**태음**비경(足太陰脾經)

– 수**소음**심경(手少陰心經) — 수**태양**소장경(手太陽小腸經)

– 족**태양**방광경(足太陽膀胱經) – 족**소음**신경(足小陰腎經)

– 수**궐음**심포경(手厥陰心包經) – 수**소양**삼초경(手小陽三焦經)

– 족**소양**담경(足小陽膽經) — 족**궐음**간경(足厥陰肝經)

이렇게 순차적으로 끊임없이 순환하고 있습니다.

순환경로 크기의 관계

태음>소음>궐음
양명>태양>소양

기경팔맥(奇經八脈)

12경맥은 경락의 주체이므로 12정경이라고 하고 기경팔맥의 기奇는 단독을 뜻하며, 8맥 상호간에는 일정한 음양표리의 밀접한 관계가 없으므로 기경이라 합니다.

기경팔맥은 12경맥 사이에서 종합적인 조절작용을 하는데 기경팔맥과 12경맥과의 관계를 비유하기를 12경맥은 강하江河(강과 큰 내)와 같고 기경팔맥은 호택湖澤(호수와 못)과 같다고 하였습니다. 기경팔맥에는 독맥督脈, 임맥任脈, 충맥衝脈, 대맥帶脈, 양교맥陽蹻脈, 음교맥陰蹻脈, 양유맥陽維脈, 음유맥陰維脈 등의 8종류가 있습니다.

혈의 위치 찾는 방법
- 뜸으로 쑥향 가득

경혈의 위치를 얼마나 정확히 측정하는가 하는 데서 치유 효과도 직접 좌우됩니다.

그렇기 때문에 경혈의 위치를 정확히 잡으려면 반

드시 혈을 잡는 방법을 알아야 합니다.

그러므로 옛사람들은 1개 혈을 잡는데 5혈을 대조해 보아야 바로 잡을 수 있으며 1개 경을 잡는데 3개 경을 같이 측정하여야 정확하게 된다고 말하였습니다.

○ 뼈 길이를 치수로 등분하는 법(骨度法)

[황제내경 영추의 골도편]에 기록된 혈을 찾는 방법으로 인체의 각 부분에 일정한 표준 치수를 정한 다음 그 치수(현재 쓰는 도량형기의 치수와는 다릅니다.)로 등분하여 혈을 잡는 방법으로서 정확하며 간편하므로 현재까지도 많이 사용하고 있습니다.

○ 동신촌법(同身寸法)

혈 자리를 잡을 때 매번 이와 같은 골도법만을 적용시키면 번거롭고 어렵기 때문에 골도법에 대한 기준이라고 할 수 있는 기본 단위로 만들게 된 것이 '동신촌법'입니다.

동신촌법은 시술 받는 환자의 손가락을 기준으로

하게 됩니다. 간혹 동신촌법을 알고 있어도 무의식중에 시술자 본인의 손가락을 이용하여 혈을 찾는 경우가 많은데 이것은 크게 잘못된 것입니다.

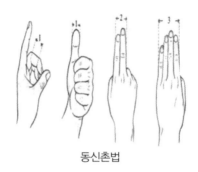

동신촌법

○ 인체의 표식에 의하여 혈을 잡는 법

예를 들면 두 귓바퀴 위 끝에서 똑바로 올라가 머리 앞뒤 정중선과의 교차하는 곳을 백회百會로, 똑바로 선 차려자세에서 가운뎃손가락 끝이 닿는 허벅지 바깥쪽을 풍시風市로, 두 호구虎口를 서로 교차시켜 집게손가락 끝이 닿는 곳을 열결列缺로, 배꼽과 같은 높이에 대칭되는 등 쪽 척추에서 명문命門을 잡는 것입니다.

등 쪽 한가운데 지나가는 경락인 독맥督脈은 각각 몇 번째 척추를 기준으로 혈 자리를 정하는 등 인체 각 부위의 위치에 따라 혈 자리를 정하는 것입니다.

건강해지는 뜸으로
쑥향 가득　　　　　뜸 요법은 매우 중요한 한의학 치료법으로 쑥이나 약물을 피부의 일정한 혈 자리나 아픈 부위에 놓고 태워서 뜨끈한 온열자극 및 약물의 작용을 이용하여 경락을 통해 기혈을 소통시키고 정기를 돕고 사기를 제거하여 질병을 치료하고 건강과 예방의 목적을 이루는 치료법입니다.

쑥뜸 요법은 경혈에 쑥을 태울 때 발생하는 온열작용과 쑥진(뜸뜰 때 피부에 침착하는 갈색의 진)의 이로운 작용을 이용하여 경락을 자극시키고 기혈을 소통시킴으로써 질병을 치료하고 예방하는 일종의 온열자극요법으로 다양한 질환의 치료와 예방에 효능이 있습니다.

[황제내경]에서는 '침소불위 구지소의鍼所不爲 灸之所宜'라고 하여 침요법이 적합하지 않은 질병에 대하여 쑥뜸 요법을 시행하면 좋은 효과를 볼 수 있다고 강조하였습니다.

이처럼 쑥뜸 요법은 한의학의 중요한 치료수단의 하나인데, 그 적응증이 광범위하고 재료를 구하기 쉬워서 예로부터 많이 시술하였고 현재도 다양하게 활용되고 있습니다.

요약하면 한의학의 생리병리이론인 장부경락학설을 바탕으로 침, 뜸, 추나, 한약요법 등을 사용하여 질병을 치료하는데 그 중 뜸 요법은 경락의 혈을 선택하여 일정량의 온열 및 화학적 자극을 주어 불균형인 기혈의 조화를 바로잡아 건강을 유지케 하는 것입니다.

전문적인
한의학 시술인
뜸으로 쑥향 가득

최근 뜸에 대한 관심이 늘어나고 질병치료에 적극적으로 활용할 수 있는 사회적 공감대가 형성되는 것은 바람직하나 한의사의 지도를 받아 시술되기보다 질병에 대한 지식이나 뜸에 관한 기본적인 교육도 받지 못한 사람들에게서 민간요법 수준의 취급을 받으면서 시행되는 경우가 많고, 조상들의 5천 년 역사 속의 다양한 뜸술은 무시된 채 일본식 반미립대 유흔구가 뜸법의 전부인 양 오해하는 지경까지 이르게 되어 매우 안타깝습니다.

한국, 북한, 중국, 대만은 동양의학에 대한 전문 인력으로 한의사, 고려의사, 중의사를 두어 동양의학적 원리하에 침 뜸과 약물을 병행하는 의료제도를 시행하고 있고 의료계에서 차지하는 비중이 높은 편입니다.

반면 메이지유신 때 전통의학을 없애버린 일본이나 대체의학의 수단으로 동양의학을 활용하는 구미 각국은 acupuncturist(침술사)라는 한 단계 격이 낮은 제도를 운영하고 있고 대체로 의료계의 일원이 아닌 시술 위주의 직업인으로 침 혹은 뜸을 시술하고 있는 매우 안타까운 실정입니다.

한국, 북한, 중국, 대만은 일제강점기 동안 일본의 침술, 구술영업자라는 시술위주의 직업인이 전통의사와 공존했지만 공통적으로 일본의 패망 이후 더 이상의 배출을 하지 않고 있습니다.

간혹 허임을 비롯한 조선시대 내침의들이 일제강점기의 침술, 구술영업자와 연관이 있는 것으로 주장하는 사람들이 있는데 고종의 내침의들은 대한제국의사 면허를 받았고 일제강점기에는 비록 한민족의 정통의사로 탄압을 받았지만, 한의사로서 의료업에 종사하였습니다.

무자격 시술 부작용
– 뜸으로 쑥향 가득　　민간에서의 뜸 요법은 한의학적 이론에 의한 진단과 치료라는 정해진 원칙에 의해서 시술하지 못하기 때문에 효과를 보지 못하는 경우가 많습니다.

표준화되기 어려운 뜸치료의 시술적 특성 때문에

자극량 등에 대한 객관적인 데이터를 만들어 내기가 어려워 한의사가 아닌 사람이 가정에서 간단하게 책을 통한 지식이나 사설학원의 강좌 등 짧은 시간의 교육으로는 화상을 입기 쉽고 그로 말미암은 부작용도 많은 실정입니다.

뜸 시술로 말미암은 화상이나 흉터는 어찌 보면 자연스러운 일일 것입니다.

한의사에게 시술받지 않고 전문적 지식없이 무분별한 무자격자의 시술 후에 관리소홀로 발생하는 감염은 생명을 위협할 수도 있으므로 주의해야 합니다.

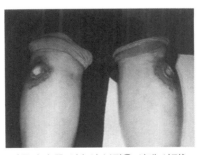

〔돌팔이 뜸 시술의 부작용 사례 사진〕

뜸과 관련한 말들
―뜸으로 쑥향 가득~

○ 일침, 이구, 삼약(一鍼, 二灸, 三藥)

'일침―鍼, 이구二灸, 삼약三藥'이라는 말은 낯설지 않을 것입니다.

일반적으로 먼저 침으로 치료하고 그 다음으로 뜸으로 치료하고 마지막으로 약으로 치료하라는 뜻으로 알고 있습니다.

이 말의 뜻은 치료하는 방법 중의 우선순위를 말하는 것이 아니라 한의학에서 세 가지 기본적이고 중요한 치료수단이 있음을 알려주는 것입니다.

다시 말해 침과 뜸 그리고 한약, 이 셋은 한의학의 대표적인 치료수단이라는 의미입니다.

일침一鍼이란 침 치료가 하늘의 기운을 사람에게로 끌어들여 질병을 치료 해주는 방법이기에 일침一鍼이란 천天이며,

이구二灸는 땅의 기운을 이용한 치료법으로 쑥은 땅의 기운을 제일 많이 받고 자라는 것으로 약의 성질이 따뜻하며 봄에 가장 먼저 싹이 트고 불이 난 들에서 먼저 자라는 것으로 이구二灸는 지地이며,

삼약三藥은 약물치료를 할 때 처방구성은 사람人을 다스리듯이 해야 한다는 뜻입니다.

삼약三藥에 있어서 처방하는 법으로 군신좌사君臣佐使라 하여, 즉 어떤 질병을 치료하는 주된 약은 임금약君藥, 그 임금을 도와주는 신하약臣藥, 기타 증상을 완화시키고 특정부위에 이르도록 이끌어주는 보좌약佐使藥으로 구성하는데 이러한 약물들의 작용을 '사람을

다스리듯 한다'해서 임금, 신하, 보좌하는 삼약을 인人
이라 합니다.

 즉 일침一鍼, 이구二灸, 삼약三藥이란 제일 먼저 침, 두
번째 뜸, 세 번째 약이 아니라 천지인天地人을 뜻하여
한의학의 대표적 치료법을 이르는 말입니다.

 일찍이 손사막은 [천금방]에서 이렇게 말하였습니다.
 '마땅히 자침해야 하는 경우는 곧 그것을 침자하여
보사해야 하고 자침하지 못하는 경우는 다만 뜸을 한
다. 만약 자침만 하고 뜸을 하지 않거나 뜸만 하고 자
침하지 않는 것은 모두 훌륭한 의사가 아니며 침과 뜸
을 해야 하는데 약을 사용하거나 약을 사용해야 하는
데 침과 뜸을 한다면 더욱 훌륭한 의사가 못된다.'

 양계주는 [침구대성] 중의 「제가득실책」에서 다음
과 같이 말하였습니다.

'병이 장위腸胃에 있으면 약물이 아니면 건질 수 없고 병이 혈맥血脈에 있으면 침이 아니면 미칠 수가 없으며 병이 주리湊理에 있으면 뜸이 아니면 도달할 수 없다. 의사에게는 침과 뜸과 약물 어느 하나도 빠뜨릴 수 없다. 많은 의사들이 병을 치료함에 단지 약물만 사용하고 침뜸은 버리고 있는데 그래서야 어떻게 환자의 원기를 보전할 수 있겠는가?

이러한 의가들의 주장은 침과 뜸과 약물은 각각의 적응증이 있으며, 한의사는 마땅히 질병과 필요에 따라 모든 치료수단을 적절하게 활용할 줄 알아야 함을 강조한 것입니다.

○ 두무냉통 복무열통(頭無冷痛 腹無熱痛)

허임의 [침구경험방] 서문에 보면 '두무냉통 복무열통頭無冷痛 腹無熱痛'이라는 말이 있습니다. 즉, 머리는 차가워서 통증이 생기는 법이 없고 배는 따뜻해서 통증이 생기는 법이 없다'라는 말입니다. 다시 말해 머리는 차게 하고 배는 따뜻하게 하라는 것입니다.

배가 차면 일단 복통이 생기고 지나치면 설사도 하게 됩니다. 그래서 배가 아프면 손으로 배를 살살 문질러서 열이 나게 하거나 혹은 더운 찜질을 해주면 도움이 됩니다.

그러므로 족탕을 할 때 핫팩 등을 이용해서 배에 끌어안고 따뜻하게 하면 더욱 좋은 효과가 있습니다.

더불어 우리 몸 전체의 한열寒熱, 즉 차게 하고 덥게 하는 것에 대해 말한다면, 머리와 가슴은 차고 등과 배, 발은 따뜻하게 하는 것이 기본 원리입니다.

심장은 화火, 즉 불과 열의 대명사이기 때문에 쉽게 뜨거워지는 것을 다스리기 위해 가슴을 차게 하라는 것이고, 등은 따뜻하게 하라고 하였는데 등 쪽엔 폐와 연결된 폐수라는 혈자리가 있어 이곳을 따뜻하게 하면 외부의 안 좋은 기운을 물리칠 수 있다고 하였습니다.

자연계에서의 공기의 순환(대류현상)과 인체에서의 기의 순환은 그 원리가 같습니다.

따뜻한 공기는 상승하고 찬 공기는 하강하므로 정상적으로 대류가 일어나려면 아래가 따뜻하고 위는 차가워야 합니다.

인체에서 기의 순환과 흐름이 원활히 일어나려면 아래(흉격부 아래)가 따뜻하고 위(심흉부 이상, 머리부)가 차가워야 합니다. 그래야만 아래에서 따뜻해진 기운이 위로 상승하여 머리쪽에서 식으면 다시 내려오는 '기의 승강'이 잘 일어나서 건강하다는 것입니다.

이것을 가리켜 한의학에서는 '두한족열(頭寒足熱, 머리는 차게 하고 발은 덥게 한다), 두무냉통(頭無冷痛, 머리는 차가워야 병이 없고) 복무열통(腹無熱痛, 배는 따뜻해야 병이 없다)' 등으로 표현하는 것입니다.

복부와 그 주위에 자리 잡고 있는 오장육부가 따뜻해야 건강할 수 있다는 말을 유념해야 합니다. 이런 관점에서 보면 뜸 요법이 복부를 중점적으로 자극하는 이유를 쉽게 이해할 수 있을 것입니다. 뜸은 곧 불을 붙여 몸에 온열자극을 가하는 치료법이기 때문입니다.

○ 칠년지병 삼년지애 (七年之病 三年之艾)

삼 년 묵은 쑥으로 칠 년 된 병을 고친다는 뜻입니다.

맹자 [이루]편에는 '금지욕왕자 유칠년지병 구삼년지애야今之欲王者 猶七年之病 求三年之艾也'로 나옵니다. 만성병에는 쑥뜸을 해야 한다는 것이 그 시대의 상식이었는데 맹자는 '왕이 되려는 자(백성의 칠년지병을 구하려는 사람)가 철저히 준비도 하지 않고 남이 만들어 놓은 쑥을 그냥 구하려고 한다'라고 꾸짖기도 했습니다.

삼 년을 묵힌 쑥이라야 불에 잘 붙고 쑥뜸을 하기에 알맞은 온도가 나오는 것입니다. 지금도 삼 년 된 쑥으로 만든 뜸 쑥을 최고로 치는데 쑥잎이 삼 년이 지나면 푸른빛이 없어지고 담황색으로 변하게 됩니다.

일반적으로 쑥잎을 사용할 때는 반드시 오래된 것을 사용해야 됩니다. 묵은 쑥으로 뜸을 뜨면 쑥 자체가 부드러울 뿐만 아니라 열이 잘 통해 시원한 느낌을 받을 수 있고 불기운이 세지 않아 오히려 시원한 느낌을 받을 수 있습니다.

오래된 쑥이 효능이 뛰어나므로 건조한 곳이나 습기와 곰팡이가 끼지 않도록 잘 보관할 필요가 있는데, 쑥을 잘 보관하려면 날씨가 좋은 날 가끔 햇볕에 내다 말리는 것도 좋은 방법입니다.

약쑥잎은 줄기나 이파리 뒷면에 솜털이 많이 나 있고 파랗기보다 밝은 회색을 띠며 국화잎과 모양이 비슷합니다. 약쑥을 채취하는 적당한 시기는 음력 오월 단오로 이때 채취한 쑥이라야 가장 효능이 좋습니다. 그러므로 오래된 쑥을 숙애熟艾 즉 '묵은 쑥'이라고 부릅니다. 만일 생 쑥으로 뜸을 하면 피부와 근육과 혈관이 상하게 되어 유의해야 합니다.

뜸은 밥 먹듯,
침은 고기 먹듯   우리 속담에 '뜸은 밥 먹듯, 침은 고기 먹듯'이란 말이 있습니다.

  뜸은 소화기계 질환, 호흡기계 질환, 비뇨생식기계 질환, 순환기계 질환, 근골격계 질환, 내분비계 질환, 부인과 질환, 소아과 질환, 피부과 질환, 신경계 질환 등 인체의 모든 영역에 걸쳐 치료에 탁월한 효과를 나타내고 있습니다.

  뜸 요법은 오래 묵은 만성 질병부터 급성질병에 이르기까지 여러 질환을 물리칠 수 있습니다. 하지만 뜸 치료는 특성상 꾸준하게 치료를 해야지 한두 번 치료해서 안 된다고 포기해 버리면 치료효과를 기대할 수 없습니다.

뜸의 한자어인 구灸자를 보면 왜 이런 이야기가 나
오는지 짐작할 수 있습니다. '뜸질할 구'자는 '오랠
구久'와 '불 화火'자가 섞여 만들어진 것입니다.

즉, 밥 먹듯이 오랫동안 불로 치료를 하는 것이 뜸
요법인 것입니다.

 무병자구(無病自灸)

> 《장자莊子》잡편 도척편에 나오는 말로써 이 편은 장
> 자가 도척의 말을 빌려 공자의 예교주의禮敎主義를 통렬
> 하게 공박한 일로, 인물과 그 관계도 모두 우화화寓話化
> 한 것입니다.
>
> 공자의 친구 유하계柳下季에게는 도척이라는 동생이
> 있었다. 도척은 천하의 큰 도적으로 9천 명의 졸개를
> 거느리고 온갖 잔인하고 포악한 짓을 자행하여, 그가
> 지나가면 큰 나라에서는 성을 지키고, 작은 나라에서
> 는 농성하여 난을 피하는 형편이었다. 공자는 천하에
> 도척이 있다는 것은 유하계의 수치일 뿐 아니라 인의

와 도덕을 가르치는 자신에게도 큰 수치라고 생각하여 그를 설득하러 찾아갔다. 공자가 도척의 산채로 찾아가 만나기를 청하자, 도척은 공자의 위선을 비웃으며 만나기를 거절했다. 공자가 재삼 간청하고서야 만나기를 허락한 도척은 공자를 보고, "네가 말하는 것이 내 뜻에 맞으면 살아남을 것이고 내 뜻에 거슬리면 죽음을 당할 것이다."하며 눈을 부릅뜨고 소리를 질렀다. 공자는 도척의 기세에 눌려 한껏 도척을 칭찬하였지만, 오히려 도척은 그러한 공자의 비굴을 들어 칼자루를 만지며 공자를 꾸중하였다. 놀란 공자는 설득은커녕 오히려 목숨마저 위태롭게 되어 한달음에 그곳을 빠져나왔다. 그는 수레에 올랐지만 세 번이나 고삐를 잡으려다 놓치고, 눈은 멍하여 보이지도 않았으며, 얼굴은 잿빛이 되었다. 수레 앞의 가로막대에 엎드린 채 숨도 쉬지 못할 정도였다. 그 길로 돌아와 노魯나라 동문 밖에서 유하계를 만났다. 유하계가 "요즘 볼 수가 없더군. 거마車馬를 보니 여행을 갖다온 모양인데, 혹 도척을 만나고 온 것은 아닌가?" 하고 묻자, 공자는 하

늘을 우러러 탄식하면서 그렇다고 하였다. 유하계가
다시 "그래, 도척이 내가 전에 말한 바와 같지 않던
가?" 하니, 공자는 이렇게 말하였다. "맞네. 나는 이른
바 병도 없이 스스로 뜸질을 한 격이네丘所謂無病而自灸
也. 허겁지겁 달려가 호랑이 머리를 쓰다듬고 호랑이
수염을 가지고 놀다가 하마터면 호랑이 주둥이를 벗어
나지 못할 뻔했네."

다양한 뜸법

– 뜸 으로 쑥향 가득~

일반적으로 분류하면 크게 직접 살 위에 쑥을 태워 흉터를 생기게 하는 직접구와 직접 살 위에 쑥을 태우지 않아 화상이나 흉터가 없는 간접구로 나뉘며 뜸의 효과와 침의 효과를 동시에 볼 수 있는 온침 등이 있습니다.

직접구법

　　　　　직접 살 위에 쑥을 태우는 구법으로 쑥의 양의 많고 적음과 생체의 반응의 차이에 따라

농이 생기게 하는 화농구와 그렇지 않은 비화농구의 두 종류로 나눌 수 있습니다.

직접구 시술은 시술 후 관리소홀로 감염에 의해 부작용이 생길 수 있으므로 한의사에게 시술을 받으셔야 합니다.

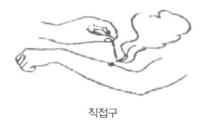

직접구

화농구

큰 콩이나 대추씨만 하게 애주(쑥 뭉치)를 만들어 직접 혈 자리 위에 놓고 뜸 시술을 하여 구창(뜸에 의한 화상)이 생기게 하는 방법입니다.

화농구의 적응증은 효천, 만성 위장병, 체질허약, 발육부전, 고혈압, 동맥경화, 만성 기관지염, 폐결핵,

양위, 유정, 조루, 부인과 질환, 기타의 만성적이고 오래 낫지 않는 질병에 사용할 수 있습니다.

허준은 동의보감에서 '뜸을 떠서 병을 치료하는데 장수壯數를 넉넉히 떴다고 하여도 뜸자리가 헐어서[瘡] 고름[膿]이 나지 않으면 효과가 없다. 만일 뜸자리가 헐지 않으면 돌을 뜨겁게 하여 뜸자리를 문댄다. 그러면 3일 후에 뜸자리가 헐면서 고름이 나오고 병이 저절로 낫는다. 또는 껍질이 붉은 파 3~5대에서 푸른 부분을 버리고 잿불에 묻어 구워 익힌 다음 짓찧어 뜸자리를 10여 번 문지르면 3일 후에 저절로 헐면서 고름이 나오고 병이 곧 낫는다. 뜸을 뜬 다음에 뜸자리가 헐면 그 병은 곧 낫고 헐지 않으면 그 병은 낫지 않는다. 뜸 뜬 다음에 2~3일 지나도 뜸자리가 헐지 않을 때에는 뜸자리 위에 다시 2~3장 뜨면 곧 헌다'라 하여 뜸을 뜬 다음 헐어서 고름이 나지 않으면 효과를 볼 수 없다고 하였습니다.

그러나 화농구는 시술 후 감염되지 않도록 주의 깊게 관리를 해야 하고 뜸을 뜬 자리가 완전히 낫더라도 흉터를 남기기 때문에 신중을 기해야 할 치료법인 것입니다.

1. 체위(침 맞는 자세)와 취혈(혈 자리 선택) 결정

체위는 취혈과 직접적인 관계가 있습니다.

뜸치료 할 때 몸 위에 올려놓은 애주(쑥 뭉치)가 처음 그 자리에서 변함이 없이 고정이 되어야 하고 치료 시간도 길기 때문에 힘들지 않게 오랫동안 편안한 자세가 필요합니다.

다시 말해 혈 자리를 선택하기 위한 자세를 편하게 취한 후 시술을 해야 합니다.

[천금방]에서는 '모름지기 점구법은 전신을 반듯하게 하여 한쪽으로 기울게 해서는 안 되니 기울게 되면 혈이 정확하지 않아 헛되이 정상 기육을 손상할

뿐이다. 뜸을 할 때 앉아서 혈자리를 잡았으면 앉아서 뜸을 뜨고, 누워서 점혈하였으면 누워서 뜸을 뜨고, 서서 점혈하였으면 서서 뜸을 떠야 한다.'고 하였습니다.

2. 선택한 혈 자리 위에 애주를 올린 후 점화

애주를 병증에 따른 적당한 크기로 단단하게 만들어 혈 자리를 깨끗하게 소독하고 그 자리에 애주를 정확히 올려놓습니다. 혈 자리 위에 애주를 올려놓은 후 향에 불을 붙여 그 불로 애주에 붙이고 절반정도 타면 즉시 눌러서 끕니다. 2장 째는 절반정도 타서 환자가 열감을 느낄 때쯤 끄며 3장 째는 거의 다 타서 환자가 통증을 느낄 때쯤 끄게 됩니다. 동시에 혈 자리 주위를 손으로 두드리거나 압박을 하면 통감이 감소됩니다.

3. 구창(뜸뜬 후 흔적과 화농)의 관리

뜸 시술을 끝내고 나면 며칠 후 혈 자리에 점차 무

균성 화농 반응이 나타납니다.

이러한 화농 반응은 무균성 화농으로 일반적인 외상의 염증(관리소홀 – 음주, 마찰, 목욕 등 – 로 생긴 감염)과는 다르므로 문제를 일으키는 경우는 드뭅니다.

다만 국소의 청결에 주의하여 오염으로 말미암은 이차성 감염을 방지해야 하는데 정상적인 무균성 화농은 농이 담백색이고 만약 세균에 감염되어 화농하면 농이 황록색으로 변하게 됩니다. 이런 경우에는 철저한 소독으로 화농이 확산되는 것을 방지해야만 합니다. 약 30~40일이 지나면 화농이 호전되면서 국소에 반흔(흔적, 흉터)이 남게 됩니다.

화농구는 체질을 개선시키고 인체의 저항력을 증강시켜 치료하는 작용을 하게 됩니다.

이 때 생기는 화농을 구창이라 하는데 고대의 구법은 구창이 생기는 것을 치료효과를 나타내는 관건이라고 보았던 것입니다.

직접구가 위험한 환자
– 뜸으로 쑥향 가득   뜸 시술은 당뇨병 환자에게는
매우 위험할 수가 있습니다. 당뇨병이 심해지면 피부
염이 잘 낫지 않고 더 나아가서는 피부 괴저가 오는
경우가 있기 때문입니다. 피부 괴저는 다리를 절단해
야 하는 경우가 생기기도 하는 무서운 질환입니다. 당
뇨병으로 인하여 다리를 절단하는 사례의 원인이 이
런 괴저인 것입니다. 따라서 뜸의 피부 손상은 당뇨병
환자에게는 치명적일 수가 있기 때문에 함부로 직접
구를 사용해서는 안 됩니다.

그리고 혈소판이 적은 환자인 경우도 사용을 해서
는 안 되는데, 혈소판이 떨어지는 질환은 의외로 많은
사람들이 앓고 있는 질환 중 하나입니다. 혈소판의 감
소 증상은 아스피린 성분이 들어있는 감기약이나 진
통제를 오랫동안 복용하고 있는 사람들에게서 볼 수
있는 질환입니다. 혈소판이 떨어지면 출혈을 멈추게
하는 '클랏', 즉 피를 응고시키는 성분이 없어져서 출

혈이 멈추지 않는 것이 이 질환의 특징이므로 피부에 직접 상처를 생기게 하는 직접구 시술은 전문가인 한의사의 진단에 따라 시행되어야 합니다.

비화농구

구창을 일으키지 않는 방법으로 작은 애주(쑥 뭉치)를 혈 자리 위에 놓고 점화 후 쑥 뭉치가 피부까지 타들어가기 전에 환자가 뜨겁다고 느낄 때 핀셋으로 쑥 뭉치를 집어내든지 혹은 눌러서 끄는 방법입니다. 연속해서 3~7장을 시술하여 피부 일부분에 빨간 흔적이 생기면 멈추는데 뜸흔적이 남지 않기 때문에 임상적으로 사용하기 쉬운 방법입니다. 비화농구는 가벼운 허한증에 적용될 수 있는 시술법입니다.

간접구

간접구는 직접 살 위에 뜸을 떠 흔적을 내지 않도록 여러 가지 약재나 도구를 이용해서 간접적으로 뜸 효과를 얻을 수 있기 위해서 시술하는 것입니다.

이용되는 약재나 도구에 따라 여러 가지로 나누어지게 됩니다. 근래에 한의원에서는 직접구 뿐만 아니라 왕뜸 시술이라 하여 통구(筒灸)가 발전된 여러 형태의 간접구인 뜸 시술이 행해지고 있습니다.

1. 격강구(隔薑灸 — 생강을 이용한 뜸)

생강은 독이 없으며 맵고 따뜻한 성질을 가지고 있어서 나쁜 기운을 날려버리고 영위를 조화롭게 하고 경락의 소통을 원활하게 해 주고 해로운 습한 기운을 몰아내어 치료합니다. 신선한 생강과 쑥으로 함께 뜸을 뜨면 직접구로 유발되는 흉터를 방지하고 생강의 효과로 치료효과가 증가하게 되는 것입니다.

크고 신선한 생강을 적당한 두께로 잘라서(너무 두꺼우면 열이 잘 전도되지 않고 너무 얇으면 화상을 입기 쉽다.) 침으로 구멍을 여러 개 뚫어 그 위에 애주(쑥 뭉치)를 놓고 혈 자리 위에 맞추어 뜸 시술을 합니다.

이때 애주는 너무 크지 않게 큰 콩 크기로 해야 하는데 애주가 너무 크면 처음 쑥의 윗부분에 불을 붙였을 때 아무 열감이 없다가 아래로 타 내려갈수록 너무 뜨거워져서 수포를 만들게 됩니다. 또 애주는 너무 단단하거나 성글어서는 안 되는데 너무 단단하면 타는 시간이 길고 열이 높고, 너무 성글면 빨리 연소되어 필요로 하는 온도를 얻지 못하게 됩니다.

여러 개의 애주를 놓을 때는 서로 이어지게 하여서 하나가 다 타면 옆으로 옮겨붙을 수 있도록 하여 다시 점화하는 수고를 없애는 것이 좋습니다.

환자가 작열감으로 견디지 못하게 될 때 생강편을 잠시 올려 쉬었다가 다시 뜸 시술을 하되 국소의 피부가 벌게지면 중단하게 됩니다.

이 방법은 간편하여 시술하기 쉽고 적당하게 시술하면 화상을 일으키지 않으므로 반복적으로 시술할 수 있습니다.

2. 격산구(隔蒜灸 — 마늘을 이용한 뜸)

마늘은 성질이 따뜻하고 매워 발산하는 성질이 있어, 뭉친 것을 풀어주고 독을 없애며 통증을 없애주는 효과가 있습니다.

마늘을 적당한 두께로 잘라서 침으로 구멍을 여러 개 뚫어 이를 혈자리나 곪은 곳에 올려놓고 뜸 시술을 합니다.

4~5장 정도 뜸 시술 후 마늘을 새 것으로 교체하여 혈자리마다 5~7장 정도 시술하면 충분합니다.

마늘 자체의 강한 성질로 피부에 자극을 줄 수도 있고 시술 후에 수포가 쉽게 생길 수 있으므로 짓무르지 않게 조심해야 합니다. 격산구는 [천금방]에 의하면 나력을 치료하고, [의종금감]에 의하면 창독을 치료하며, 의학입문에 의하면 옹저(큰종기)의 종독(몸에 헌데 또는 헌데에 독이 생긴 증상)을 치료한다고 하여 외과병증에 많이 쓰였음을 알 수 있습니다. 현재 임상에서도 각종의 옹저, 종독, 벌레나 뱀에게 물린 상처, 일체의 급성염증 등에 쓰이고 있습니다.

3. 격염구(隔鹽灸 − 소금을 이용한 뜸)

신궐혈(배꼽)의 뜸 시술에 사용되는 방법으로 소금을 배꼽 위에 평평하게 메우고 그 위에 생강편과 애주를 놓고 시술을 합니다. 만약 생강편을 깔지 않고 애주를 직접 소금위에 놓으면 소금이 화력으로 튀어 화상을 입기 쉬우므로 조심해야 합니다. 이 방법은 한성복통, 토사곽란, 이질, 중풍탈증, 쇼크로 말미암은 사지궐냉의 구급 등에 회양구역의 목적으로 쓰이게 됩니다.

4. 격부자구(隔附子灸 − 부자를 이용한 뜸)

부자를 적당한 크기로 잘라 깔거나 부자로 만든 약병을 깔고 그 위에 뜸 시술을 합니다.

약병의 제법은 부자를 분말로 만들어 밀가루를 약간 섞어서 물로 반죽하여 적당한 두께로 병을 만듭니다. 약병이 약간 마르면 침으로 많은 구멍을 뚫어서 애주를 그 위에 올려놓고 뜸 시술을 합니다. 부자는 맵고 뜨거운 성질을 가지고 있어 몸을 따뜻하게 하고 양기를 북돋는 작용을 가지고 있어 각종 양허병증 치료에 쓰입니다.

혹은 외과수술 후에 창구가 쉽게 아물지 않고 짓무르는데 여러 번 시술을 하게 되면 새살을 빨리 돋게 합니다.

5. 호초구(胡椒炎)

호초를 갈아서 밀가루와 섞어 떡을 만든 후 적당한 두께로 중앙이 함몰되게 하여 거기에 약재 가루를 넣고 그 위에 애주를 세워 뜸을 뜹니다.

6. 황토구(黃土炎)

황토와 물을 반죽하여 병(餠)을 만들어 적당한 두께로 창상에 붙여 애주를 그 위에 올려놓고 뜸 시술을 합니다.

7. 일회용간접구(隔紙灸)

담배 필터 모양의 작은 원주형의 뜸쑥을 고정시킬 수 있는 판지 위에 접착하여 시술부위에 붙여 뜸을 연소시킵니다. 직접구에 비해 화상에 대한 우려가 없고 사용 및 조작이 간편하여 널리 이용되고 있습니다.

8. 격간구(隔間灸)

뜸을 뜰 수 있는 기구를 사용하여 쑥봉을 그대로 혹은 애주형태로 만들어 피부와의 사이에 간격을 두어 뜸을 떠 온열자극하는 방법입니다.

한의원에서 흔히 왕뜸 요법이라고 하는 것은 승강기가 있어 화상의 가능성을 줄이면서 작은 미립대 뜸보다 많은 효과를 얻을 수 있는 일반적으로 활용되는 간접구의 한 형태입니다.

조선시대 온통구의 일종인 우각구가 발전한 형태로

시술이 간편하면서도 만성질환에 효과적이고 면역기능을 강화하는 관원, 신궐, 중완 등의 혈 자리를 자극하는데 장점을 가지고 있습니다.

온침요법(溫鍼)

온침은 침을 놓고 그 침머리에 쑥을 말아서 태우는 전통적인 침법 중의 하나입니다.

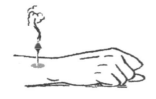

침과 뜸을 동시에 시술하는 침법으로 침의 효과와 직접 살 위에 뜸을 뜨지 않기 때문에 뜸으로 말미암은 상처가 없이 뜸의 효과를 동시에 볼 수 있는 탁월한 치료법입니다.

온침, 온침구, 구두침, 화침, 열침, 소침미 등으로 불리는데 일반인들은 쑥침, 불침이라고 칭하기도 합니다.

뜸에 의한 상처나 흉터가 생기지 않으므로 간접구

나 온통구인 왕뜸 요법과 함께 근래 여러 한의원에서 우수한 효과로 행해지고 있는 시술입니다.

애권구법(艾卷灸法)

애권구는 명, 청대에 시작되었는데 당시에는 뇌화침, 태을신침이라고 불리었습니다.

쑥 뭉치와 약재 가루를 혼합하여 원통형의 애권을 만들어 혈 자리에 시술하여 기혈을 온행하는 작용을 일으키게 됩니다.

현재는 이에 기초하여 발전, 변화시킨 것으로 단순한 애조구와 기타 약물을 더한 애조구가 있습니다.

 - **온화구법** : 애조의 한끝에 점화하여 피부에 접근시켰다가 서서히 들어 올리면서 환자가 적당한 온기를 느끼는 위치에 고정시켜 시술하는데 시술부위가 벌겋게 되면 중단합니다.

 - **작탁구법** : 점화한 애조의 한끝을 혈 자리를 닭이

먹이를 쪼는 것처럼 위아래로 움직이면서 시술합니다.

－ 선회구법 : 점화한 애조를 혈 자리 위를 둥글게
돌리면서 시술합니다.

◦종 류
(1) 애조구

종이로 애융을 싸서 원통형의 애조를 만들어 그 끝
에 점화하여 혈 자리나 아픈 부위에 시술을 합니다.
이것은 고대의 태을신침법을 간략하게 만든 것으로
사용이 간편하고 열의 강약이나 시술시간을 마음대로
할 수 있으며 효과 역시 탁월합니다.

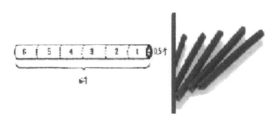

애조구

(2) 태을신침

애융을 포함한 여러 종류의 약물을 담배 모양으로 기름종이로 말아 만든 후, 면포를 감싼 시술부위에서 연소시켜 면포를 통해 훈증기를 투입하는 방법입니다.

약처방

애융 12g, 유황 8g, 사향, 유향, 몰약, 송향 계지 두충 지각 조각 세신 천궁 독활 천산갑 석웅황 백지 전갈 각 4g

(3) 뇌화침구

뇌화침구는 태을신침의 전신으로 기본적으로 같은 것으로 약재에 약간 차이가 있으며 제법과 조작 및 효용은 같습니다.

약처방

애융 8g 침향, 목향, 유향, 인진, 강활, 건강, 천산갑 12g 사향(소량)

다양한 효과, 뜸

– 뜸 으로 쑥향 가득~

뜸은 일종의 온열자극으로 피부를 열로 자극해 원하는 효과를 얻어내는 치료법입니다.

[황제내경 영추 경맥편]을 보면 '함하즉구지(陷下卽灸之 – 기기 모잘라 아래로 쳐지면 뜸을 떠라)'라 하여 '한응혈체(寒凝血滯 – 차가운 기운으로 혈이 뭉침), 무맥증(無脈症 – 맥이 거의 뛰지 않음), 장기하함(臟器下陷 – 장기가 기운이 없어 아래로 쳐짐), 구병허한(久病虛寒 – 오랜 병으로 기가 허하고 차가워짐) 등의 병은 모두 쑥뜸으로 치료한다'고 하였습니다.

[황제내경 영추 관능편]에서는 '음양개허(陰陽皆虛-음과 양이 동시에 허함), 화자당지(火自當之- 뜸으로 다스림), 경함하자(經陷下者- 경락의 기운이 아래로 쳐짐), 화즉당지(火卽當之- 뜸으로 다스림), 결락견긴(結絡堅緊-경락의 기운이 뭉침), 화지소치(火之所治- 뜸으로 다스림)'라 하였습니다.

쑥뜸이 양기를 따뜻하게 해주고 가라앉은 것을 끌어올리며 기혈을 활발히 움직이게 하는 작용을 한다는 것을 설명해 주는 것입니다. [의학입문]에 보면 '약지불급藥之不及, 침지부도鍼之不到, 필수구지必須灸之'란 대목이 나오는데 이는 약이 미치지 못하고 침이 다다르지 못하면 쑥뜸을 해야 한다는 이야기로 쑥뜸의 임상효과가 광범위함을 설명하고 있습니다.

쑥뜸을 하고 나면 인체 내에 나타나는 효과는 크게 다섯 가지로 나눌 수 있습니다.

첫째, 경락을 따뜻하게 하여 찬 기운을 없애주므로 기혈이 쉽게 운행할 수 있습니다.

뜸의 따뜻한 기운이 피부 속을 뚫고 들어가 경락을 자극해 기를 움직이게 하는 것입니다. 말린 쑥잎을 갈아서 이물질을 없애고 솜처럼 만들면 양기를 강하게 해주며 기혈을 소통시키고 습하고 차가운 기운을 쫓아줍니다. 차가우면서 나쁜 기운인 한사寒瀉의 침범으로 생긴 질병이나 몸이 허하고 차가워서 생기는 질병에는 뜸이 가장 효과적입니다.

[황제내경 음양이십오인론편]에 의하면 '치기이온지(治氣以溫之－따뜻하게 하여 기를 치료한다)'라 하였고 [단계심법]에서는 '혈견열즉행 견한즉응(血見熱則行 見寒則凝－혈은 열을 만나면 움직이고 한을 만나면 뭉친다)'

[직지방]에서는 '기행즉혈행 기지즉혈지 기온즉혈활 기한즉혈응(氣行則血行 氣止則血止 氣溫則血滑 氣寒則血凝－기가 움직이면 혈도 움직이고 기가 멈추면 혈도 멈춘다. 기가 따뜻하면 혈이 원활히 되고 기가 차가우면 혈

은 뭉친다)'라고 하였습니다.

이는 한열과 기혈의 생리 및 병리적인 관계를 나타내는 것으로 한열이 우리 몸의 경락운행의 영향을 주게 되는 것입니다. 따라서 이 뜸 요법이 경락과 기혈의 흐름을 원활히 하여 치료에 도움을 주게 되는 것입니다.

둘째, 양기를 북돋아 주는 효과를 얻을 수 있습니다.

인체의 양기는 생명의 근본입니다. 양기가 잘 통하면 오래 살고 통하지 않으면 일찍 죽는 것은 누구나 알고 있을 것입니다. 양기가 쇠약해지고 상대적으로 음기가 왕성해지면 몸이 차가운 증세가 나타나며 기혈이 대량으로 손실되어 생명이 위급해 질 수 있으므로 서둘러 뜸치료를 하면 원기와 양기를 북돋울 수 있는 것입니다.

송대 [편작심서]에서는 상한의 치료에 '약능조구 자연양기부절若能早灸 自然陽氣不絶'이라 했는데 조기에 뜸 요법을 시행하면 양기가 완전히 끊어지는 것을 막을 수 있다 하여 이는 뜸 요법의 온양溫陽작용을 설명한 것입니다.

셋째, 뜸은 양기를 북돋는 기능이 있을 뿐만 아니라 음기 역시 보하는 기능도 있습니다.

다시 말하면 양기의 작용을 강화시키는 것으로서 양생하면 음기 역시 충족된다는 원리를 취하여 질병 치료의 목적을 이루는 것입니다. 따라서 양허, 음허, 음양양허의 병증은 뜸 요법으로 치료할 수 있습니다. 영추 관능편에 '음양개허 화자당지陰陽皆虛 火自當之'라고 표현하고 있는 것이 이를 의미합니다.

넷째, 열이 울체된 울화를 풀어주는(因鬱熱外發) 기능이 있습니다.

열로 울체된 울화병도 뜸치료를 하면 뭉친 것이 흐트러지면서 열을 내려주고 발산시키는 효과가 있습니다.

마지막으로 뜸 요법은 질병을 예방할 수 있습니다.

스트레스를 예방하고 양생의 작용이 있는데 이는 양기를 따뜻하게 북돋는 작용이 있기 때문으로 양기가 충실하면 정신을 충실하게 하고 방어기능이 왕성해져서 만병의 근원인 스트레스로부터 저항하고 건강을 유지할 수 있게 된다는 것입니다.

즉, 뜸 치료법은 병을 미리 막고 신체를 건강하게 만들어주는 효과가 있다는 것입니다.

뜸의 작용은 침의 작용과 마찬가지로 기를 조절하고 정신을 다스리는 조기치신調氣治神과 밀접한 관계가 있으며 그 목적은 전신 각 부위의 음양의 균형을 이루고 장부조직의 정기신精氣神활동을 정상화해서 질병을 예방하고 치료하는 데 있는 것입니다.

여러 작용을 하는
뜸으로 쑥향 가득　　인체에 적절한 쑥뜸자극을 가하면 조직세포는 그에 대한 반응을 일으켜 세포막의 투

과성이 변화됩니다. 뜸의 주된 치료 작용은 생체의 조직과 각 기관의 기능이상을 조절하고 본래의 생리적인 상태로 회복시키는 것으로 조정작용, 유도작용, 반사작용 등이 있습니다.

조정작용이란 동통이나 경련같이 기능이 비정상적으로 항진하고 있을 때 진정시키는 기능을 말합니다.

흥분작용은 지각이 둔하거나 마비되었을 때 또는 운동마비와 같은 신경기능의 둔화 및 내장 모든 기관의 기능이 저하되었을 때 흥분시키는 기능을 하는 것입니다.

유도작용이란 혈의 흐름을 조절하여 아픈 곳에 대해 혈류량을 증감시켜 치료하는 것을 말합니다. 환부유도법으로 부분적 혈행장애에 대하여 직접 환부에 뜸 시술을 하여 그 혈류를 조절하여 개선하는 것입니다.

반사작용이란 생체가 가지는 반사기전을 통하여 조직 및 기관의 기능을 항진 혹은 억제하는 것입니다. 기타 뜸의 작용으로는 뜸 시술 부위에 백혈구를 모이

게 하여 염증을 가라앉히는 소염작용, 체내 면역능력
을 높여 각종 질환의 예방, 치유력을 강화함으로써 생
체의 방어능력을 높이는 방위작용, 알레르기 체질 및
자율신경 실조증을 개선하여 강장하게 하는 조절작용
등이 있습니다.

임상 치료효과
– 뜸으로 쑥향 가득   1. 진통효과

쑥뜸법이 진통효과를 가진다는 것은 널리 알려진 사
실입니다. 실험에 의하면 뜸 시술한 조직주변에서 안
티히스타민류의 물질인 히스토톡신이 나타나서 진통
기전에 관여하므로 동통을 제거할 수 있다고 합니다.

한의학에서는 '구위구급炙爲救急'이라는 표현으로
신경통, 풍습통, 위경련 등의 급만성 통증질환에서 뜸
시술이 진통효과를 현저하게 발현한다는 것을 나타내
었습니다.

2. 신경의 억제 또는 흥분작용

신경이 흥분되거나 자극이 과도하면 조직의 피로와 생산억제가 유발됩니다.

쑥뜸법을 이용하면 기능이 저하, 쇠약 혹은 마비된 신경의 흥분을 일으키고 혹은 과민으로 말미암아 발생하는 동통이나 신경 경련을 진정시킵니다.

그러므로 신경마비, 뇌출혈 때문에 반신불수, 소아마비 등에도 이용할 수 있습니다.

또 내장에서 병변이 발생했을 때 내장피부반사로 인해서 경락이나 경혈 상에 특유한 압통이 종종 생기는데 이때 쑥뜸치료를 하면 뭉친 덩어리나 압통이 경감되거나 소실됩니다.

3. 혈행의 촉진작용

쑥뜸법은 혈액순환을 왕성하게 할 수 있습니다.

지각신경을 자극하여 반사를 일으켜서 혈관운동신경에 작용하고 쑥뜸치료 후에 혈관이 잠시 축소되었다가 계속해서 점점 확장되어 혈액순환이 현저하게 왕성해집니다.

왕성해진 혈액순환은 신진대사를 촉진할 수 있고 건강상태를 전체적으로 증진시키면 혈액순환장애로 말미암아 발생하는 각종 질병이나 염증, 종창에 효과적입니다.

4. 조직의 혈행 충만으로 영양상태 증진

쑥뜸치료 후에 시술한 부위를 중심으로 혈액충만이 확실히 드러나는데 이 부위의 영양이 더해지고 신진대사가 왕성해져 조직이 건강한 상태를 회복합니다.

임상에서 대머리에 그 주변 혈위를 중심으로 뜸 시술을 하면 모발이 많아지는 경향을 볼 수 있는데 이것은 뜸의 자극이 영양상태를 더해 준다는데 설득력을 얻게 하는 것입니다.

5. 흡수능력의 왕성

쑥뜸법은 조직의 흡수능력을 왕성하게 할 수 있습니다.

위장의 흡수능력이 좋아지면 전신의 영양이 호전되고 흡수장애의 병리적 산물로서 흉복부의 삼출물, 수종, 염증 등의 흡수가 빨라지고 타박손상으로 말미암은 피하출혈, 뇌출혈, 안저출혈 등의 흡수가 빨라집니다.

6. 각종 분비선의 기능을 조절

체내 각종 분비선에 병이 있을 때 쑥뜸법이 조정작용을 일으켜서 넘치고 모자라는 곳의 균형을 이루어 줍니다. 만성 위장병 환자에 쑥뜸치료를 시행하였을 때 위장소화액의 분비가 촉진되어 소화가 잘되게 하고 위산과다증 환자에서는 소화액의 분비가 오히려 억제되어 증상의 완화를 돕습니다. 타액선이나 담즙분비에도 같은 조정작용을 하게 됩니다.

이 외에도 부신, 고환, 난소, 갑상선 등의 내분비계 분비조절작용에 효과가 있으며 쑥뜸법은 당뇨병에 효과가 있는 것으로 보아 췌장호르몬의 조절에도 관여하고 성신경쇠약, 갱년기, 불임증, 월경불순을 치료하는 것으로 보아 고환, 난소, 남성호르몬, 여성호르몬의 분비조절에 관여하게 되는 것입니다.

7. 결핵의 치료와 예방

장기간의 쑥뜸법은 결핵의 치료와 예방에 효과가 있습니다.

동물실험에서 뜸 시술한 실험군 동물과 대조군에 동일한 결핵균을 주사하였을 때 질병이 동일하게 발생하기는 하나 치료를 시행한 후 실험군에서는 생존되는 동물이 확인되지만 대조군은 모두 사망하는 것을 볼 수 있었습니다. 뜸 시술이 결핵을 치료하는 것은 백혈구의 증가, 적혈구 및 헤모글로빈의 증가, 면역체의 생산을 통한 인체면역력이 증진되는 것과 관련되는 것으로 추정되는데 조기에 뜸 시술을 실시하여 장기간 지속하는 경우에 효과가 있습니다.

8. 자연치유능력을 증가

적당한 뜸 시술은 인체의 자연치유력을 증가시켜 전신의 생리기능을 호전시키고 질병의 치유를 촉진시킵니다. 뜸치료가 외과 창상을 치료한다는 것은 이러한 기능을 이용하여 손상도니 조직주변에서 새로운 조직이 생성되도록 도와줌으로써 가능한 것입니다. 질병의 치유는 인체의 자연치유력에 의존하며 약물이나 기타 치료법은 보조수단에 불과한데 뜸 시술은 전신의 생리기능을 왕성하게 하여 그에 따른 자연치유력이 향상하므로 질병을 치료할 수 있는 것입니다.

조심하고 신중해야 할
– 뜸 으로 쑥향 가득~

옛 문헌에는 날짜, 시간, 기후, 상황 등에 따라 금기가 있고 뜸을 뜨면 안 되는 혈 자리인 금구혈이 있습니다. 현대적 지식으로 살펴보면 이런 금기가 반드시 필요한 것은 아니며 원래 금구혈에 뜸 시술을 하면 오히려 효과가 나은 경우도 있습니다. 예를 들면 금구혈인 은백이라는 혈 자리는 혈붕(과다월경)을 치료하고 심수라는 혈의 뜸 시술은 몽정, 유정을 치료하며 독비는 관절염을 치료하는 것 등입니다.

다만 반드시 금기해야 할 경우가 있는데 예를 들면

아문, 정명, 찬죽, 인영 등의 혈의 뜸치료는 신중히 해야 합니다. 양유걸은 [침구경위]에서 다음과 같이 설명으로

'대체로 세 가지로 나타나는데, 첫째는 환자의 상태에 따른 금기로 기본적으로는 침 놓는 법의 금기와 일치하고 굶주리거나 과식을 하거나 술 먹은 후의 뜸 시술은 마땅하지 않다. 둘째는 특수한 병증의 금기로 외부의 나쁜 기운이 침범하거나 음기가 모자라 열이 생기는 증상에 맥이 빠르면 모두 뜸 시술은 마땅하지 않다. 셋째, 부위의 금기로 안면부에 직접구는 마땅하지 않고 임산부에게는 아랫배 부위와 얼굴부위의 뜸 시술은 사용할 수 없다.'

'그 외에 문헌에 기재된 뜸을 떠서는 안 되는 금구혈은 대부분 모두 중요한 기관이나 동맥과 가까운 곳으로 가령 정명, 사죽공, 동자료 등은 안구에 가까운 자리이고 인영, 경거는 동맥에 위치해 있다.'고 하였습니다.

1. 환자의 상태에 따른 금기

고대의 문헌들에서는 '뜸을 뜨면 안 되는 곳'을 '침 놓는 법에 대한 금기'와 따로 구분하지는 않았고, 현대에 와서 구분하기 시작하였습니다. 대체적으로 침을 놓으면 안 되는 부위와 일치하여 굶주렸을 경우나 포식하였거나 술을 먹은 후, 매우 놀란 후, 탈수증이 심하거나 과다 출혈, 극도로 허약한 상태, 빈약한 노인이나 소아 등 뜸이나 침의 자극을 이겨내기 어려운 사람이나 정신적 충격, 격렬한 운동 및 극도로 피로할 때 등의 상황에서는 뜸 시술을 금기하였고 이외에 맥이 아주 약하거나 맥이 빠르고 고열이 있는 사람에게도 뜸 시술을 금지하였습니다.

2. 특수한 병증의 금기

전염병, 외감발열 혹 음허발열 등 발열 시, 전신부종, 극심한 탈수, 대출혈, 외상, 피부궤양, 복막염, 맹장염 등 내장 급성 염증 질환, 종양, 괴저, 종유, 악성

빈혈, 장옹, 위천공, 장폐색, 급성염증, 파상풍, 단독, 급경풍 등으로 대부분이 구법에 적합지 않은 병증이거나 혹은 치료 효과가 없거나 부작용을 유발할 수 있는 병증들로서 뜸 시술 시 신중을 기하여야 하며 필요에 의한 뜸 시술을 하려면 전문가인 한의사의 진단에 의해 시술하여야 합니다.

3. 부위의 금기

얼굴 부위에는 직접구법을 사용하지 않는 것이 바람직합니다. [주후비급방]에서도 안면부에는 화상을 입히지 말 것을 주장하였습니다. 또 활동성이 많은 관절부위는 화농, 염증이 잘 회복되지 않으므로 직접구는 조심히 시술해야 합니다. 이 외 대동맥이 있는 곳, 심장부위, 정맥혈관, 임산부의 요천부, 하복부나 유두부, 음부, 고환 등의 뜸 시술은 신중을 기해 시술하거나 삼가야 합니다.

우리 몸에
이로운 작용을 하는   1. 온열효과
뜸으로 쑥향 가득   피부에 온열을 가함으로 어

혈과 경직된 근육을 풀어주며, 또 림프구는 열에 의해
활동이 활발해져서 면역력을 높이며 글로뮈glomus 및
말초혈액순환의 활성은 체내에 있는 찌꺼기처리 과정
을 도울 뿐 아니라 신경안정에도 영향을 미칩니다.

   2. 화상효과
   뜸 자리에 생긴 화상 부위에는 이종 단백체가 생성
되며 이 단백체는 면역세포로 분화하여 질병에 대한
면역력 및 저항력을 갖게 합니다.

   3. 원적외선 방사 효과
   쑥 또는 여타의 뜸 재료에서는 일정 온도의 열을 받
았을 때 원적외선을 방출합니다.
   쑥의 뛰어난 생명력에는 과학이 다 해명할 수 없는

특출한 에너지가 존재하는데, 이를 영기靈氣라고도 하고 쑥의 섬유질은 미세한 유선으로 구성되어 있어서 이들이 탈 때 어느 조직보다도 많은 양의 빛을 방사하는 것입니다. 즉, 가장 다면적인 것이 원이고 그 수많은 원형의 가닥이 발하는 굴절된 빛의 주사량은 쑥의 섬유질에서만 가능한 일입니다. 이렇듯 특이한 쑥의 섬유질은 원적외선뿐 아니라 뜸쑥으로의 공극률과 밀도에도 일정한 간격을 유지함으로써 연소속도나 온도에도 영향을 끼쳐 타 물질과 구별되는 것입니다.

TIP

원적외선[遠赤外線, far-infrared radiation]이란?

적외선 중 파장이 긴 것을 말하는데 적외선은 가시광선의 적색 영역보다 파장이 길어 열작용이 큰 전자파의 일종으로, 파장이 짧은 것은 근적외선이라 합니다. 눈에 보이지 않고 물질에 잘 흡수되며 유기화합물 분자에 대한 공진 및 공명작용이 강한 것이 특징입니다.

또 빛은 일반적으로 파장이 짧으면 반사가 잘 되고, 파장이 길면 물체에 도달했을 때 잘 흡수되는 성질이 있으므로 침투력이 강해서 사람의 몸도 이 적외선을 쐬면 따뜻해집니다. 예를 들어 30℃의 물속에서는 따뜻한 기운을 거의 느끼지 못하지만, 같은 온도의 햇볕을 쐬고 앉아 있으면 따스함을 느낄 수 있는데 그 이유는 햇볕 속에 포함된 원적외선이 피부 깊숙이 침투하여 열을 만들기 때문입니다.

이러한 열작용은 각종 질병의 원인이 되는 세균을 없애는데 도움이 되고, 모세혈관을 확장시켜 혈액순환과 세포조직 생성에 도움을 줍니다. 또 세포를 구성하는 수분과 단백질 분자에 닿으면 세포를 1분에 2,000번씩 미세하게 흔들어줌으로써 세포조직을 활성화하여 노화방지, 신진대사 촉진, 만성피로 등 각종 성인병 예방에 효과가 있습니다.

그 밖에도 발한작용 촉진, 통증완화, 중금속 제거, 숙면, 탈취, 방균, 곰팡이 번식방지, 제습, 공기정화 등의 효과가 있어 주택 및 건축자재, 주방기구, 섬유·의류, 침구류, 의료기구, 찜질방 등의 여러 분야에 쓰이고 있습니다.

4. 쑥진의 효과

간접구를 하거나 왕뜸을 뜨면 그 자리에 누렇게 쑥진이 침착하게 됩니다. 인체에 이로운 타르인 이 쑥진은 항산화효과와 면역증강효과, 그리고 항암효과를 가지고 있습니다. 일반인들은 무턱대고 '뜸 시술은 뜨거우면 좋다'라고 생각하지만 적당한 온열작용과 함께 쑥진이 많이 생기면 더욱 좋은 효과를 보실 수 있습니다.

한의원에서의

뜸으로 쑥향 가득~

○ 암 환자에게 **뜸으로 쑥향 가득**

쑥뜸이 항암효과가 있다는 것은 많은 논문과 실제 임상경험으로도 증명이 되었습니다.

암의 전이를 늦춰준다거나 초기나 크지 않은 암에 대해 치료 효과 또한 탁월한 것이 뜸 요법입니다. 또한 평소 꾸준히 뜸 시술을 받으면 암을 예방하는 효과를 기대할 수도 있습니다. 말기 암 환자나 수술 후 재발 방지와 전이되는 것을 예방하기 위해 뜸 시술을 받으러 한의원에 찾아오는 환자분들이 많이 있습니다.

○ 중풍 예방, 재발 방지를 위한 **뜸으로 쑥향 가득**

평소 잘 드시고 잘 주무시고 잘 배출하시는 것이 모든 질병의 예방이 될 것입니다.

가족 중에 중풍환자가 있다거나 혈압이 높으신 분들은 일반인들보다 중풍이 올 확률이 많은 것이 사실입니다. 이런 분들이 중풍예방의 목적으로 한의원으로 뜸 시술을 받으러 많이 오십니다. 또한 과거에 뇌졸중이 온 후 그 후유증으로 몸을 정상적으로 움직이지 못하시는 분들이 재발 방지와 후유증 회복을 위해 재활운동과 병행하여 좀 더 빠른 회복을 위해 뜸 시술을 받고 계십니다.

○ 소화기 질환 환자에게 **뜸으로 쑥향 가득**

일반적으로 가장 많은 시술을 하는 부위 중의 하나가 복부입니다. 불규칙한 식사, 잦은 외식, 스트레스 등으로 말미암은 소화장애는 현대인, 직장인에겐 누구나 겪고 있는 질환일 것입니다. 역류성 식도염, 위염,

위궤양, 십이지장궤양, 설사, 변비 등 여러 소화기 질환에 왕뜸 요법을 시술하면 탁월한 효과가 있습니다.

○ 생리불순으로 고생하는 여성들에게 **뜸으로 쑥향 가득**

오염된 환경, 바르지 못한 먹을거리 등으로 여성들의 호르몬 균형이 깨지면 생리불순이 생기게 됩니다. 생리를 한 번도 해 본 적이 없다든지, 한다고 해도 일년에 한두 번 하거나 반대로 한 달에 두세 번 하기도 하고 불규칙하게 들락날락 하시는 분들도 계십니다. 생리통으로 정상적인 일상생활을 하기 힘들 정도로 고생하시는 분들도 많습니다. 한의학에서는 '월경부조'라 하는데 정신적, 심리적 불안이 원인이 되어 과도한 긴장과 스트레스가 원인이 되기도 하고, 몸이 차거나 습이 많거나 어혈이나 노폐물이 정체됐거나 신장의 기능이 허한 경우에 발생하게 됩니다. 아랫배에 뜸 시술을 꾸준히 하면 정상적인 생리를 하실 수 있을 것입니다.

○ 불임환자에게 **뜸으로 쑥향 가득**

불임의 원인은 다양합니다. 한의학에서는 스트레스나 화병 등의 간의 기운이 울체됐거나 심장의 화기가 상충하거나 신장의 기능이 떨어진다거나 몸 안에 노폐물이나 어혈이 많을 경우, 아랫배가 너무 찬 경우에 불임이 생기게 됩니다. 대부분의 원인이 뜸 요법으로 개선이 될 수 있으므로 꾸준히 뜸 시술을 하시면 좋은 결과가 있을 것입니다.

○ 갱년기, 화병 환자에게 **뜸으로 쑥향 가득**

갑상선 질환이나 갱년기 질환은 나타나는 증상을 보면 갑자기 열이 확 오르거나 추위가 찾아오고 어느 날 기분이 좋았다가는 이내 우울하게 됩니다. 이는 한의학적으로 화병의 범주에 속하게 됩니다. 기혈 순환을 원활히 하고 하초를 덥혀주면 자연히 울화의 증상이 개선이 됩니다. 울화의 증상을 개선시키기 위해서 아랫배와 가슴부위의 왕뜸 시술은 많은 도움을 줄 수 있습니다.

○ 손발이 차고 아랫배가 찬 환자에게 **뜸으로 쑥향 가득**

기혈 순환이 안 되면 수족냉증이 생기며 아랫배도 차가워집니다. 원래 양기가 떨어져 몸이 차가운 사람도 있지만 열 덩어리가 가슴에 뭉쳐 골고루 퍼지지 않아 손발이 찬 사람도 있습니다. 양기가 떨어지거나 기혈 순환이 안 되어 찬 사람에게는 배꼽주위나 그 아랫부분에 뜸 시술을 하면 좋은 효과를 볼 수 있으며 가슴에 열이 뭉친 사람은 가슴부위와 아랫배 부위에 뜸 시술을 하면 호전될 수 있습니다.

○ 전립선 환자에게 **뜸으로 쑥향 가득**

한의학에서는 전립선 질환을 하초의 양기가 부족한 신장의 기능이 떨어진 상태로 생각합니다. 대부분 소변이 시원치 않으며 전립선에서 호르몬을 생성하는

능력이 저하되어 성욕감퇴나 발기력의 저하가 생기게 됩니다. 이때는 신장의 양기를 보해주고 혈액순환을 개선시켜야 합니다. 여러 한의약 요법과 함께 시술하는 뜸 요법은 양기를 북돋고 혈액순환을 개선시키는 데 도움이 됩니다.

○ 발기부전 환자에게 **뜸으로 쑥향 가득**

한의학에서는 '음위'라는 질병에 속하는 질환으로 정신적인 스트레스나 울화, 신장의 양기가 극도로 허해졌을 경우 조루나 발기부전의 증상이 나타나게 됩니다. 울체된 기운을 풀어주고 양기를 보태주는데 뜸 시술만큼 좋은 시술이 없을 정도로 좋은 효과를 나타냅니다.

○ 사마귀, 티눈 환자에게 **뜸으로 쑥향 가득**

사마귀나 티눈으로 고생하시는 분들이 많습니다. 수술요법이나 외용제를 써도 없어진 것 같아도 완전히 제거가 되지 않아 재발되는 경우가 종종 있습니다. 크기나 위치에 따라 다를 수 있지만 티눈과 사마귀에 직접구 시술을 하면 완전히 제거할 수 있게 됩니다.

○ 허리, 목디스크 환자에게 **온침으로 쑥향 가득**

두발로 서서 다니는 이유로 사람은 언제나 디스크 질환에 노출되어 있습니다. 여러 원인이 있겠지만 한의학에서는 디스크 질환을 신장기능이 떨어진 신허의 범주로 생각하고 치료합니다. 디스크가 탈출하여 꾸준히 치료하였음에도 불구하고 큰 호전이 없다거나 통증이 극심해 하루라도 일상생활에 지장을 초래하여 부득이 수술요법을 해야만 하는 환자가 아니라면 수술을 하지 않고 디스크 질환을 한의원에서 치료하실 수 있습니다.

온침과 뜸 요법을 병행한 다양한 한의약 치료로 디스크는 치료하실 수 있는 것입니다.

○ 퇴행성 관절 환자에게 **온침**으로 **쑥향 가득**

퇴행성이란 나이가 들어서 점차 퇴화했다는 뜻입니다.

나이가 점차 들면서 관절을 계속 사용하여 젊었을 때보다 관절이 많이 닳고 기능이 소실되어 통증이 오고 정상적인 관절 기능을 못하는 것으로 사람에 따라 무리하게 사용한다거나 영양상태가 부족하면 그 시기가 빨리 오기도 하는 것입니다.

세월을 돌려놓지 않는 한 퇴행성질환의 완전한 회복은 불가능합니다. 다만 진행속도를 늦춰준다거나 통증을 줄여주기 위해 온침과 뜸 시술이 많은 도움을 주게 됩니다.

○ 오십견 환자에게 **온침**으로 **쑥향 가득**

어깨를 둘러싸고 있는 관절주머니가 유착이 되어 팔이 안 올라가면서 아픈 증상이 오십견입니다. 일반적으로 한의학에서는 어혈이 원인이라고 생각합니

다. 어혈을 없애고 통증을 제거하기 위해 온침시술을
하면 많은 도움이 됩니다.

　○ 삐끗한 발목, 손목, 허리에 **온침으로 쑥향 가득**
　　계단이나 울퉁불퉁한 길을 가다가 발목을 접질리거
　나 갑자기 허리를 펴거나 구부릴 때, 무거운 물건을
　들기 위해 힘을 주어서 삐끗할 때 온침시술을 받으면
　빠른 회복을 할 수 있습니다.